国家出版基金项目
NATIONAL PUBLICATION FOUNDATION

『十三五』国家重点出版物出版规划项目

牛宏宝 耿秀彦 主编

『文化创意+』传统产业融合发展研究系列丛书 第一辑

"文化创意+"

健康业融合发展

张向阳 王新宴 崔 晓 著

知识产权出版社

全国百佳图书出版单位

图书在版编目（CIP）数据

"文化创意+"健康业融合发展/张向阳，王新宴，崔晓著.－－北京：知识产权出版社，2019.5

（"文化创意+"传统产业融合发展研究系列丛书/牛宏宝，耿秀彦主编.第一辑）

ISBN 978-7-5130-6196-4

Ⅰ.①文… Ⅱ.①张… ②王… ③崔… Ⅲ.①医疗保健事业－产业发展－研究－中国 Ⅳ.①R199.2

中国版本图书馆CIP数据核字（2019）第066813号

内容提要

加快推进健康中国建设，推动实现"文化创意+"健康产业融合，是在国家新型工业化、信息化、城镇化和农业现代化进程加快的形势下，促进健康产业发展的重要途径。本书以健康中国为目标使命，分析了我国健康产业的现状与问题，尝试探讨了文化创意与健康产业融合、文化引领健康产业发展的总体框架和思路，有针对性和前瞻性地呈现了"文化创意+"健康产业融合发展的图景。

责任编辑：李石华　　　　　　　　**责任印制**：刘译文

"文化创意+"传统产业融合发展研究系列丛书（第一辑）

牛宏宝　耿秀彦　主编

"文化创意+"健康业融合发展
"WENHUA CHUANGYI+" JIANKANGYE RONGHE FAZHAN

张向阳　王新宴　崔　晓　著

出版发行	知识产权出版社 有限责任公司	网　　址	http://www.ipph.cn
			http://www.laichushu.com
电　　话：010-82004826			
社　　址：北京市海淀区气象路50号院		邮　　编：100081	
责编电话：010-82000860转8072		责编邮箱：lishihua@cnipr.com	
发行电话：010-82000860转8101		发行传真：010-82000893	
印　　刷：三河市国英印务有限公司		经　　销：各大网上书店、新华书店及相关书店	
开　　本：720mm×1000mm　1/16		印　　张：12	
版　　次：2019年5月第1版		印　　次：2019年5月第1次印刷	
字　　数：230千字		定　　价：49.00元	

ISBN 978-7-5130-6196-4

序言

　　未来的竞争，不仅仅是文化、科技和自主创新能力的竞争，更将是哲学意识和审美能力的竞争。文化创意产业作为"美学经济"，作为国家经济环节中的重要一环，其未来走势备受关注。

　　党的十八大提出"美丽中国"建设。党的十九大报告提出"推动新型工业化、信息化、城镇化、农业现代化同步发展""推动中华优秀传统文化创造性转化、创新性发展""不忘本来、吸收外来、面向未来、更好构筑中国精神、中国价值、中国力量，为人民提供精神指引"。毋庸置疑，未来，提高"国家内涵与颜值"，文化创意产业责无旁贷。

　　2014年1月22日，国务院总理李克强主持召开国务院常务会议部署推进文化创意和设计服务与相关产业融合发展。会议指出，文化创意和设计服务具有高知识性、高增值性和低消耗、低污染等特征。依靠创新，推进文化创意和设计服务等新型、高端服务业发展，促进与相关产业深度融合，是调整经济结构的重要内容，有利于改善产品和服务品质、满足群众多样化需求，也可以催生新业态、带动就业、推动产业转型升级。之后，"跨界""融合"就成了我国国民经济发展，推动传统产业转型升级的热词。但是，如何使文化更好地发挥引擎作用？文化如何才能够跨领域、跨行业地同生产、生活、生态有机衔接？如何才能引领第一产业、第二产业、第三产业转型升级？这些都成了我国经济结构调整关键期的重要且迫在眉睫的研究课题。

开展"'文化创意 +'传统产业融合发展研究",首先要以大文化观、大产业观梳理出我国十几年来文化创意产业发展中存在的问题,再以问题为导向,找到问题的症结,给出解决问题的思路和办法。

我国发展文化创意产业至今已有十几个年头,十几年来,文化创意产业的发展虽然取得了非常显著的成就,但也存在一些发展中的困难和前进中的问题,制约了文化创意产业的更大、更好发展。习近平总书记的"美丽中国""文化自信""核心价值观"以及"培育新型文化业态和文化消费模式"的提出,无不体现党和国家对文化、文化产业以及文化创意产业的高度重视。2017 年 8 月,北京市提出"把北京打造成全国文化创意产业引领区,打造成全国公共文化服务体系示范区"的发展思路,建设全国文化中心。这可以说再一次隆重地拉开了文化创意产业大发展的序幕,同时也为全国的城市发展和产业转型升级释放出发展的信号,指明了一个清晰的发展方向——建设文化引领下的城市与发展文化引领下的产业。

现在,到了认真回顾发展历程与展望未来的一个重要时间节点。当前,我们应该沉下心来,冷静地思考,回顾过去、展望未来。回顾过去是为了总结经验,发现不足,梳理思路,少走弯路,找出问题的症结;展望未来会使我们更有信心。回顾过去的十几年,大致可分为五个阶段。

第一阶段:798 阶段。自 2002 年 2 月,美国罗伯特租下了 798 的 120 平方米的回民食堂,改造成前店后公司的模样。罗伯特是做中国艺术网站的,一些经常与他交往的人也先后看中了这里宽敞的空间和低廉的租金,纷纷租下一些厂房作为工作室或展示空间,798 艺术家群体的"雪球"就这样滚了起来。由于部分厂房属于典型的现代主义包豪斯风格,整个厂区规划有序,建筑风格独特,吸引了许多艺术家前来工作、定居,慢慢形成了今天的 798 艺术区。2007 年,随着党的十七大"文化大发展、大繁荣"战略目标的提出,全国各地的文化创意产业项目开始跃跃欲试,纷纷上马。

在这个阶段,人们一旦提起文化创意产业就会想起 798 艺术区;提起什么才是好的文化创意产业项目,人们也会认为 798 艺术区是个很好的范例。于是,全国各地负责文化产业的党政干部、企事业相关人员纷纷组成考察团到 798 艺术区参观、学习、考察,一一效仿,纷纷利用闲置的厂区、空置的车间、仓库引进艺术家,开始发展各自的文化创意产业。然而,几年下来,很多省市的"类 798 艺术区"不但产业发展效果不明显,有的甚至连艺术家也没有了。总之,大同小异,存活下来的很少。总体来说，这个阶段的优点是工业遗存得到了保护；缺点是盈利模式单一，产业发展效果不尽人意。

第二阶段：动漫游戏阶段。这个阶段涵盖时间最长，基本上可以涵盖2005—2013年，覆盖面最广，范围最大，造成一些负面影响。在这个阶段，文化创意产业领域又出现了一种普遍现象，人们一旦提起文化创意产业就一定会提到动漫游戏；一旦问到如何才能很好地发展文化创意产业，大多数人都认为打造文化创意产业项目就是打造动漫产业项目。于是，全国各省市纷纷举办"国际动漫节"，争先恐后建设动漫产业园，好像谁不建动漫产业园谁就不懂得发展文化创意产业，谁不建动漫产业园谁就跟不上时代的步伐。建设动漫产业园之势可谓是浩浩荡荡、势不可当。浙江建，江苏也建；河北建，河南也建；广东建，广西也建；山东建，山西也建。一时间，全国各省市恨不得都做同样的事，也就是人们都在做同样的生意，因此形成了严重的同质化竞争。几年下来，全国建了一批又一批动漫产业园，大多数动漫产业园基本上又是一个模式、大同小异：很多房地产开发商纷纷打着文化的牌子，利用国家政策，借助政策的支持，跑马圈地。其结果是不但动漫产业没发展起来，甚至是连个像样的产品都没有，结果导致很多动漫产业园又成了一个个空城。归纳一下，这个阶段的优点是游戏得到了很好的发展，尤其是网络游戏；缺点是动漫产业发展不尽人意，动漫产业园更是现状惨淡，可谓是一塌糊涂。

第三阶段：文艺演出、影视阶段。随着文化创意产业发展的不断深入，我国文化创意产业又开始进入文艺演出热阶段，在这个阶段一旦提起文化创意产业，人们又开始认为是文艺演出、文艺节目下乡、文艺演出出国、文艺演出走出去等，可谓是你方唱罢我登场，热闹非凡。在这个阶段，人们都又开始把目光投到文艺演出上，具体表现在传统旅游景点都要搞一台大型的文艺演出、各省市借助传统民俗节庆名义大搞文艺演出活动，甚至不惜巨资。2010年1月，随着国务院《国务院办公厅关于促进电影产业繁荣发展的指导意见》的出台，我国又开始掀起电影电视产业发展新高潮。有一项调查表明：2009年、2010年、2011年连续三年每年都拍1000多部影视剧，但是20%盈利、30%持平、50%赔钱，这还不包括那些没有被批准上映的影视剧。在全国各省市轰轰烈烈开拍各种各样题材的影视片的同时，一些对国家政策较为敏感的企业，尤其是房地产企业，也把目标瞄向了影视产业，开始建立影视产业园，于是影视产业园如雨后春笋般地出现在全国各省市。其形式同动漫产业园基本类同，不外乎利用政策的支持，变相跑马圈地。

这个阶段的优点是文艺演出、影视得到了相应的发展；缺点是大多数影视产业园名不副实。

第四阶段：无所适从阶段。2013年，经过前几个阶段后，可以说是直接把文化创意产业推入了一个尴尬的境地，其结果是导致文化创意产业直接进入第四个阶段。可以说，几乎是全国各地各级管理部门、各企事业单位、甚至是整个市场都进入了一个无所适从阶段。在这个阶段，人们认为什么都是文化创意产业，什么都得跟文化、创意挂钩，恨不得每个人都想从文化创意产业支持政策中分得一杯羹。总之，在这个阶段，政府犹豫了，不知道该引进什么项目了；企业犹豫了，不知道该向哪个方向投资了；更多的人想参与到文化创意产业中来，又不知道什么是文化、什么是创意、什么是文化创意产业，真可谓是全国上下无所适从。

第五阶段：跨界·融合阶段。2014年2月26日，《国务院关于推进文化创意和设计服务与相关产业融合发展的若干意见》的发布，真正把我国文化创意产业引向了一个正确的发展方向，真正把我国文化创意产业发展引入了一个正确发展轨道——跨界·融合的发展之路。如何跨界、如何融合？跨界就是指让文化通过创造性的想法，跨领域、跨行业与人们的生产、生活、生态有机衔接。融合就是让文化创意同第一产业、第二产业、第三产业有机、有序、有效融合发展。可以这么说，2014年是我国文化创意产业发展的一个新的里程碑，也是一个分水岭，对我国文化创意产业的良性发展产生了积极的促进作用。

回顾过去五个阶段，我们深深意识到，中国经济进入发展新阶段处在产业转型期，如何平稳转型落地、解决经济运行中的突出问题是改革的重点。现在，虽然经济从高速增长转为中高速增长，但是进入经济发展新常态，必须增加有效供给。文化产业、文化创意产业作为融合精神与物质、横跨实物与服务的新兴产业，推动供给侧结构性改革责无旁贷。

在经济新常态下，文化的产业化发展也进入了一个新常态，在产业发展新常态下，文化产业的发展也逐步趋于理性，文化、文化产业、文化创意产业的本质也逐渐清晰。随之而来的是文化产业的边界被逐渐打破，不再有局限，范围被逐渐升级和放大。因此，促使文化加快了跨领域、跨行业和第一产业、第二产业、第三产业有机、有序、有效融合发展的步伐。

在产业互联互通的背景下，文化创意产业并不局限于文化产业内部的跨界融合，而正在和农业、工业、科技、金融、数字内容产业、城乡规划、城市规划、建筑设计、国际贸易等传统行业跨界融合。文化资源的供应链、文化生产的价值链、文化服务的品牌链，推动了文化生产力的高速成长。

在产业大融合的背景下，文化创意产业以其强大的精神属性渐趋与其他产业融合，产业之间的跨界融合将能更好地满足人们日益增长的个性化需求。打通文化创意产业的上下游链条，提升企业市场化、产业化、集约化程度，是有效推动我国经济结构调整，产业结构转型升级的必然选择。

基于此，我们整合了来自于政府部门、高等院校、科研机构、领军行业等的相关领导、学者、专家在内的百余人的研究团队，就"'文化创意+'传统产业融合发展"进行了为期三年的调查研究和论证，形成了一个较为完善的研究框架。调研期间，我们组成26个课题组，以问题为导向，有的放矢地针对国内外各大传统产业及相关行业进行实地调研，深入了解"文化创意+"在传统产业发展中的定位、作用、重点发展领域以及相关项目。在调研成果基础上，我们从"农业""电力工业""旅游业""金融业""健康业""广告业""会展业""服饰业""动漫游戏""生态环境产业""产城融合""国际贸易"等26个角度，全方位剖析"文化创意+"与传统产业融合发展的路径与模式，力图厘清"文化创意+"与传统产业融合发展的当下与未来，找到我国经济结构调整、传统产业转型升级的重要突破口。

同时，在每个子课题内容上，从案例解析、专家对话与行业报告等多个层面进行叙述，研究根植于"文化创意+"传统产业融合发展的实践过程，研究结果也将反作用于"文化创意+"传统产业融合发展的实践，从提出问题入手，全面分析问题，对趋势进行研判。研究成果将能够为文化建设、文化产业转型升级、传统产业可持续发展的实际提供借鉴，最终探索出"文化创意+"与传统产业融合发展的现实路径。

截至今日，已完成系列丛书的第一辑，共12分册，即《"文化创意+"农业产业融合发展》《"文化创意+"电力工业融合发展》《"文化创意+"旅游业融合发展》《"文化创意+"健康业融合发展》《"文化创意+"金融业融合发展》《"文化创意+"服饰业融合发展》《"文化创意+"动漫游戏融合发展》《"文化创意+"广告业融合发展》《"文化创意+"会展业融合发展》《"文化创意+"产城融合发展》《"文化创意+"生态环境产业融合发展》《"文化创意+"国际贸易融合发展》。其余的课题，将会陆续完成。

本套丛书紧紧围绕如何服务于党和国家工作大局，如何使文化产生更高生产力,如何使文化发挥引擎作用,引领第一产业、第二产业、第三产业转型升级展开,以问题为导向,本着去繁就简的原则,从文化创意产业的本质问题和 26 个相关行业融合发展两方面展开。

第一方面以大文化观、大产业观深刻剖析文化创意产业的本质。2016 年 3 月,此课题被列入"十三五"国家重点出版物出版规划项目后,我们即组织专家学者,重新对文化创意产业的本质问题就以下几个核心方面进行了系统梳理。

1.文化创意产业的相关概念与定义

文化是人类社会历史发展过程中所创造的物质财富及精神财富的总和。是国家的符号,是民族的灵魂,是国家和民族的哲学思想,是城市与产业发展的引擎,更是供给侧的源头。

创意是指原创之意、首创之意。是智慧,是能量,是文化发展的放大器,是文化产业发展的灵魂,是传统产业转型升级的强心剂,更是新时代生产、生活、生态文明发展的核心生产力。

产业是指行业集群。是国家的支柱,是命脉,是人们赖以生存的根本,更是文化发展、国家经济结构调整的关键所在。

文化创意产业是把文化转化为更高生产力的行业集群。是文化产业与第一产业、第二产业、第三产业的整体升级和放大,是新时代最高级别的产业形态。

2.我国发展文化创意产业的意义

文化创意产业项目的规模和水平,体现了一个国家的核心竞争力,我国发展文化创意产业,对于调整优化我国产业结构,提高我国经济运行质量;传承我国优质文化,弘扬民族先进文化;丰富人民群众文化生活,提升人民群众文化品位,增强广大民众的历史使命感与社会责任感;培育新型文化业态和文化消费模式,引领一种全新而美好的品质生活方式;提升国家整体形象,提升我国在国际上的话语权,增强我国综合竞争力,促进传统产业的转型升级与可持续发展都具有重大战略意义。

3.我国发展文化创意产业的目的

我国发展文化创意产业的目的是使原有的文化产业更具智慧,更具内涵,更具魅力,更具生命力,更具国际竞争力,更能顺应时代发展需要;能够使文化发挥引擎作用,激活传统产业,引领其转型升级。

我国发展文化创意产业,从宏观上讲,是赶超世界先进发达国家水平,提升国家整体形象；从微观上讲，是缓解我国产业转型升级压力，弥补城市精神缺失，解决大城市病的问题；从主观上讲，是丰富人民群众文化生活，提升人民群众文化品位，使人民群众充分享受文化红利，缩小城乡居民待遇差距；从客观上讲，是全国人民自愿地接受新时代发展需要的产城融合，配合文化体制、城乡统筹一体化的改革。

总之，我国发展文化创意产业的最终目的是，把文化转化为更高生产力；把我国丰富、优质而正确的文化内容通过创造性的想法融入产品、产业发展的审美之中，融入人们的生产、生活、生态的审美之中，然后按照市场经济的规律，把它传播、植入、渗透到世界各地。

4.文化创意产业的经济属性、原则和规律

文化创意产业，说到底还是经济行为，既然是经济行为，就应该有经济属性，文化创意产业的经济属性是美学经济，因为文化创意产业的所有板块均涉及如何将丰富的文化内容创造性地融入其产品的审美之中。

美学经济是文化创意产业发展的规律和原则，也就是说原有产业由于美之文化的介入，会增加内涵、提升魅力并形成正确而强大的精神指引，以此促使产业链的无限延伸与裂变。文化创意产业所指的美是需要设计者、创作者等能够充分了解美的一般规律和原则，并遵循这个规律和原则。既然是规律就要遵循、既然是原则就不可违背，所以说文化创意产品必须是美的，不但表现形式美，更要内容美，也就是说一个好的文化创意产品必须是从内到外都是美的，因为美就是生产力。

5.文化创意的产品特点、产业特征、产业特性

产品特点：原创性，具有丰富、优质、正确、正能量的文化内涵，有一定的艺术欣赏价值和精神体验价值，低成本、高附加值，可以产生衍生品且其衍生品可大量复制、大规模生产，有一条完整的产业链。

产业特征：以文化为本源，以科技为后盾，以艺术体验为诉求，以市场为导向，以产业发展为出发点，以产业可持续发展为落脚点，以创意成果为核心价值，以美学经济为发展原则。对资源占用少，对环境污染小，对经济贡献大。

产业特性：以文化为价值链的基础，进行产业链的延伸与扩展，文化通过创意与相关产业融合使其产业链无限延伸并形成生物性裂变，从而使文化创意产业形成几何式增长。

第二方面了解文化创意与传统产业融合发展的方向、方式和方法。关于这方面内容，在各个分册中有详细阐述。

总之，我国文化创意产业的兴起，标志着生活艺术化、艺术生活化，产业文化化、文化产业化，产业城市化、城市产业化，文化城市化、城市文化化时期的到来；意味着文史哲应用化时期的开始；预示着一种全新而美好的品质消费时代的降临。基于此，在这样一个全新的历史时期，文化创意产业应如何发展？文化创意应如何引领传统产业转型升级？文化创意产业重点项目应如何打造？又如何把它合理规划并形成可持续发展产业？是我国经济发展的迫切需要；是直接关系到能否实现我国经济结构调整、传统产业转型升级并跨越式发展的需要；是我们如何顺应时代潮流，由"文化大国"向"文化强国"迈进的重大战略的需要；是我们有效践行"道路自信、理论自信、制度自信、文化自信"的需要。

在我国经济结构调整、传统产业转型升级的关键时期，要发展我国文化创意产业，就必须加快推进文化创意与传统优质产业融合发展的国际化进程，在生产方式和商业模式上与国际接轨；必须做到理论先行，尽快了解文化创意产业的本质，确立适合自身发展的商业模式；必须尽快提高文化创意产业项目的原创能力、管理水平、产业规模和国际竞争力，在国内与国际两个市场互动中，逐步向产业链上游迈进；在产业布局上，与国际、国内其他文化创意产业项目避免同质竞争，依托我国深厚而多元的文化优势、强大而充满活力的内需市场加之党和国家的高度重视、大力支持以及社会各界的积极参与。可以预见，一定会涌现出越来越多的属于我国自身的、优秀的独立品牌；必将会形成对我国经济结构调整、传统产业转型升级的巨大推动效应；必将会成为国际、国内一流的战略性新兴产业集聚效应的成功典范；也必将成为国际关注的焦点。

本套丛书的出版，将是新时代理论研究的一项破冰之举，是实现文化大发展、经济大融合、产业大联动、成果大共享的文化复兴的创新与实践。当然，一项伟大的工程还需要一个伟大的开端，更需要有一群敢为天下先的有志之士。纵观中国历史上的文化与产业复兴，没有先秦诸子百家争鸣，就没有两汉农业文明的灿烂；没有魏晋思想自由解放，就没有唐明经济的繁荣；没有宋明理学深刻思辨，就没有康乾盛世的生机盎然。基于此，才有了我们敢于破冰的勇气。

由于本人才疏学浅，其中不乏存在这样或那样的问题，还望各位同人多提宝贵意见和建议；希望能够得到更多有志之士的关注与支持；更希望"'文化创意＋'

传统产业融合发展研究"这项研究成果，能够成为我国经济结构调整、产业结构转型升级最为实际的理论支撑与决策依据，能够成为行业较为实用的指导手册，为实现我国经济增长方式转变找到突破口。

最后，我谨代表"十三五"国家重点出版物出版规划项目"'文化创意+'传统产业融合发展研究系列丛书"课题组全体成员、本套丛书的主编向支持这项工作的领导、同人以及丛书责任编辑的辛勤付出表示衷心感谢！由衷地感谢支持我们这项工作的每一位朋友。

是为序！

耿秀彦

2019 年 3 月

前言

生命在，健康在，希望就在。健康，是每个人的立身之本，也是一个国家的立国之基。健康涉及人们的生活质量和寿命时长，自古以来，人们普遍关注和向往健康，关于健康的话题经久不衰。而对健康内涵的认识也有一个逐渐发展的过程。人们最初认为"无病就是健康"；随着经济社会的进步和发展水平的提高，人们逐渐意识到健康内涵的复杂性。1948 年，世界卫生组织（World Health Organization, WHO）就对健康的概念做了解释，指出："健康乃是一种在身体上、精神上的完满状态，以及良好的适应力，而不仅仅是没有疾病和衰弱的状态。"当前，我国社会主要矛盾已经转化为人民日益增长的美好生活需要和不平衡不充分的发展之间的矛盾。对健康生活新的追求，正在成为增强人民幸福感的直接目标，成为全面建成小康社会的重要指标之一，上升到优先发展的国家战略。

2016 年 8 月 19—20 日，全国卫生与健康大会在京召开。习近平同志出席会议并发表重要讲话。他强调，没有全民健康，就没有全面小康。要把人民健康放在优先发展的战略地位，以普及健康生活、优化健康服务、完善健康保障、建设健康环境、发展健康产业为重点，加快推进健康中国建设，努力全方位、全周期保障人民健康，为实现"两个一百年"奋斗目标、实现中华民族伟大复兴的中国梦打下坚实的健康基础。2016 年 8 月 26 日，习近平同志主持中共中央政治局会议，审议通过《"健康中国 2030"规划纲要》。会议强调：要从广泛的健康影响因素入手，以普及健康生活、优化健康服务、完善健康保障、建设健康环境、发展健康产业为重点，把健康融入所有政策，全方位、全周期保障人民健康，大幅提高健康水平，显著改善健康公平。

从物质文化需要到美好生活需要，人民群众在生活各个方面都不断产生新的要求。需要解决的问题，则从以前"有没有"提升到解决"好不好"的问题。对自身健康的重视和关注，则成为其中一个重要方面。大力发展健康产业，是满足人民日益变化和增长的健康生活需要，越来越成为让人民享有更多的幸福感、获得感的重要举措。健康产业也因此市场广阔、潜力巨大。

推动实现"文化创意＋"健康产业融合，是在国家新型工业化、信息化、城镇化和农业现代化进程加快的形势下，促进健康产业发展的重要途径。当前，文化创意已经贯穿在经济社会各领域各行业，并呈现出多向交互融合态势。文化创意和设计服务所具有的高知识性、高增值性和低能耗、低污染等特征，对于推动健康产业和其他新型、高端服务业发展，对于培育国民经济新的增长点、提升产业竞争力，对于促进产品和服务创新、催生新兴业态、带动就业、满足多样化消费需求、提高人民生活质量都具有十分重要的意义。

本书由若干业内专家及青年医务人员深入研究、精心编撰，有针对性和前瞻性地呈现"文化创意＋"健康产业融合发展的图景，分析现状与问题，探索"文化创意＋"健康产业融合发展的现实需求、实践基础和多赢格局的可行性方案。

本书内容分为五章。第一章主要介绍了健康理念的再认识和健康新认知的探析。对这种新趋势和因势利导的推动方向的研判，关系到健康产业的业态重塑和与文化创意相融合的基本切入点。第二章分析了健康产业的发展现状。包括新科技在医疗领域中的应用、蓬勃发展的大健康产业、健康服务业及健康中国在路上等内容。第三章分析文化创意对健康产业发展的积极影响。包括分析文化创意为中医药产业迎来新契机、文化创意产业带动藏医药转型发展，以及养生、智慧养老、医疗旅游方兴未艾等具体问题，也探讨了塑造人民群众健康观、健康养生新农业、健康运动类APP等文化创意在健康产业发展中的积极影响。第四章探讨"文化创意＋"大健康产业的发展模式。从产业经营发展的角度，探索"文化创意＋"健康产业的发展模式、运营模式和盈利模式，并列举成功案例进行剖析。第五章研究"文化创意＋"健康产业的设计思路。尝试探讨了文化创意与健康产业融合、文化引领健康产业发展的总体框架和思路。

全书努力做到以健康中国为目标使命，围绕"文化创意＋"健康产业融合的规律性认识和实际操作来展开论述，通过广泛查阅文献，深入判读研究，梳理成功案例，充分对相关政策、前沿理论、现实环境和实际案例进行综合分析、提炼总结，旨在抛砖引玉。但由于本书的选题比较新颖，查阅到的密切相关文献较少，加上著者的水平和能力有限，不足和疏漏在所难免，恳请大家批评指正。

目录

65

第三章　文化创意对健康产业发展的积极影响

第一章

健康观念的再认识和健康新认知的探析

　　健康是人类生存发展的要素，它属于个人和社会。人们对美好生活的追求，决定了健康观念的更新与发展。健康新观念和新认识，是健康产业发展的根本立足点，是行业发展设计的最基本参照。把握健康观念发展的新趋势，因势利导，方能推动健康产业的健康发展。这也是文化创意对健康产业的切入方位。所以，探讨"文化创意＋"健康产业，首先要研究新的健康观念和健康认知。

第一节　对健康理念的再认识

中国传统文化对健康的认识与当今文化是一脉相承的。中国传统医学四大经典之首《黄帝内经》开篇即明确了健康的概念，认为一个健康的人必须在天时、人事、精神方面保持适当的和有层次的协调。按照《黄帝内经》的观点，我们所言的健康人其实只能算是"常人"，而一个真正健康的人应该符合以下三个条件：合天时，"处天地之和，从八风之理""法于阴阳，和于术数"；合人事，"适嗜欲于世俗之间，无恚嗔之心，行不欲离于世，被服章，举不欲观于俗，外不劳形于事，内无思想之患，以恬愉为务，以自得为功"；养肾惜精，"志闲而少欲，心安而不惧，形劳而不倦""恬淡虚无，真气从之，精神内守，病安从来"。但在历代普通百姓眼中，普遍认为"健康就是没有病的，有病就不是健康"。

一、世界卫生组织对健康理念的释义和界定

1948年世界卫生组织成立时，在宪章中把健康定义为：健康乃是一种在身体上、精神上的完满状态，以及良好的适应力，而不仅仅是没有疾病和衰弱的状态。这就是人们所指的身心健康，也就是说，一个人在躯体健康、心理健康、社会适应良好和道德健康四方面都健全，才是完全健康的人。

躯体健康：一般指人体生理的健康。

心理健康：一般有三个方面的标志。第一，具备健康心理的人，人格是完整的，自我感觉是良好的。情绪是稳定的，积极情绪多于消极情绪，有较好的自控能力，能保持心理上的平衡。有自尊、自爱、自信心以及有自知之明。第二，一

个人在自己所处的环境中有充分的安全感，且能保持正常的人际关系，能受到别人的欢迎和信任。第三，健康的人对未来有明确的生活目标，能切合实际地、不断地进取，有理想和事业的追求。

社会适应良好：指一个人的心理活动和行为能适应当时复杂的环境变化，为他人所理解，为大家所接受。

道德健康：最主要的是不损害他人利益来满足自己的需要，有辨别真伪、善恶、荣辱、美丑等是非观念，能按社会认为规范的准则约束、支配自己的行为，能为人类的幸福做贡献。

国际上并没有深层次的、现代化的健康金标准。目前，世界卫生组织对健康的评价标准分为两部分：群体健康的评价标准和个体健康的评价标准。前者是对于一个国家或某一地区的群体健康水平的评价标准，主要是看四项指标，即平均寿命、患病率、就诊率及死亡率。后者主要是看个人各主要系统、器官功能是否正常、有无疾病、体质状况和体力水平等。这些只是对传统意义上健康的评价标准，且健康标准对不同年龄、不同性别的人有不同的要求。根据世界卫生组织的年龄分期：

44 岁以前的人被列为青年；45 ～ 59 岁的人被列为中年；60 ～ 74 岁的人为较老年（渐近老年）；75 ～ 89 岁的人为老年；90 岁以上为长寿者。

显然，健康不仅仅是没有疾病，而是指身体及心灵的完满状态。我们只能从生理、心理和行为上来综合评价一个人是否健康吗？

世界卫生组织对影响人类健康的众多因素进行评估的结果表明：遗传因素对健康的影响居首位，为 15%；膳食营养因素对健康的作用仅次于遗传因素，为 13%；医疗卫生条件因素的作用为 8%。

世界卫生组织曾向世界宣布个人的健康和寿命取决于：个人因素（生活方式等是主要因素），占 60%；遗传因素，占 15%；社会因素，占 10%；医疗条件，占 8%；气候影响，占 7%。

在人的生命历程中，健康和死亡是两个极端，期间还存在亚健康、亚临床、疾病、濒临死亡四种状态。所谓"亚健康"是指已偏离健康、患病危险性增高但还没有出现病变的状态；"亚临床"是指已出现病变但还没有主观症状及临床表现的状态；"疾病"是指已出现临床表现并达到诊断标准的状态；"濒临死亡"是指身体系统完全失衡，并难以纠正而接近死亡的状态。身体内部系统的平衡是动态的，在身体完全失去平衡之前，有一个不断地调整过程。这时，人处于健康无病状态，但还存在失去平衡的危险，只是危险程度高低不一而已。当身体系统出现部分失衡时，局部可以发生早期病理改变，如宫颈癌的癌前病变。这时，身体组织的形态结构已出现异常，但失衡与平衡的调整还在进行之中，因此可以没有疾病表现；若恢复平衡，则早期病理改变可以消除；若失衡状态无法调整，系统的部分失衡就扩展到全身系统失衡，这时疾病就会发生了。

1. 生理健康标准

世界卫生组织公布的10条生理健康标准为：

（1）有足够充沛的精力，能从容不迫地应对日常生活和工作的压力而不感到过分紧张；

（2）处事乐观，态度积极，乐于承担责任；

（3）睡眠良好，善于休息；

（4）适应能力强，能适应环境的各种变化；

（5）能够抵抗一般性感冒和传染病；

（6）体重正常，身材匀称，站立时头、臂、臀位置协调，走路时身体感觉轻松；

（7）眼睛明亮，眼神反应敏锐，眼睑不发炎；

（8）牙龈正常，无出血现象；

（9）头发有光泽，无头屑；

（10）肌肉、皮肤富有弹性。

2. 心理健康标准

关于心理健康的标准具有相对性，一般来说，心理健康的人能够善待自己，善待他人，适应环境，情绪正常，人格和谐。诸多的心理学家提出了自己的看法，其中美国心理学家马斯洛（Maslow）和米特尔曼（Mittelman）提出的心理健康的10项标准得到了较多的认可：

（1）有充分的适应能力；

（2）充分了解自己，并对自己的能力作恰当的估计；

（3）生活目标能切合实际；

（4）与现实环境保持接触；

（5）能保持人格的完整与和谐；

（6）具有从经验中学习的能力；

（7）能保持良好的人际关系；

（8）适度的情绪表达与控制；

（9）在不违背集体意志的前提下，有限度地发挥自己的个性；

（10）在不违背社会规范的情况下，个人基本需求能恰当满足。

二、我国学者对健康理念的相关研究

我国学者穆俊武[①] 提出的健康定义："在时间、空间、身体、精神、行为方面都尽可能达到良好状态。"他对此的解释如下：

时间概念是指个人或社会发展的不同时期对健康不能用同一标准来衡量。不能把健康看作是静止不变的东西，应理解为不断变化着的概念。他认为："世界卫生组织的健康定义对个人或社会来说，过去是否有过或将来是否有身体、精神、社会都处于完好的短暂状态是值得怀疑的。那恰恰不是也不可能是生活方式。"新的健康概念强调时间的重要性，即健康概念的相对性。

空间概念是指不同地区、不同国家的人，有着各不相同的健康概念和健康标准。这并不意味着没有一个可供人们遵循的健康概念，应根据地区、国家的不同，尽可能达到各自的良好状态。人们对保健的需要在发达国家和不发达国家不同，作为健康教育者，应根据空间来制定保健行为。

"健康"不是由主观或客观的东西来决定的。有些结核病人并没有自觉症状，而胸部 X 射线检查发现有结核病变；一些精神病患者本人没有意识到患病，而是周围人发现他有病；有许多就诊患者认为自己不健康，而多方面检查并未发现异常。对这些情况，目前没有一个统一的标准来区分。我们不妨从身体、精神、行为等角度，把主观表现、客观征象结合起来去探求健康的概念。对身体和精神的概念较易理解。而行为，是一个人在社会生活中对赋予的责任和义务所采取的动态和动机。行为表现为社会性，每个人的行为必然受到他人的影响，相对要抽象一些。

"健康"是个体概念。我们在考虑健康时必须区分是群体健康还是个人健康。健康水平能够反映生命运动水平，生命运动的协调、旺盛和长寿就表示健康的良

[①] 穆俊武.最新健康概念［J］.中国社会医学，1988（6）：24–26.

好状态。个体健康是现实的，群体健康是理想的。对于一个国家或某一地区的群体健康水平的评价标准主要有四项指标，即平均寿命、患病率、就诊率及死亡率等综合情况。群体健康是采用统计学上的平均值，即在一定范围内某一个时期的健康应为正常值，偏离了就不正常；但是，偏离了正常值对于个人来说不一定不健康。个体健康的评价标准主要是看个人各主要系统、器官功能是否正常，有无疾病以及体质状况和体力水平等。作为个人，健康的标准是每个人特有的。此外，从国际社会的高度来看，享受最高标准的健康被认为是一种基本人权；健康是人类宝贵的社会财富，是人类生存发展的基本要素，是社会发展的组成部分，人人都享有健康平等的权利。

心理健康是国内心理学工作者研究热点之一，普遍认为心理健康的标准应该包括如下内容。

（1）充分的安全感；

（2）充分了解自己，对自己的能力做出恰如其分的判断；

（3）生活目标切合实际；

（4）与外界环境保持接触；

（5）保持个性的完整和和谐；

（6）具有一定的学习能力；

（7）保持良好的人际关系；

（8）能适度地表达和控制自己的情绪；

（9）有限度地发挥自己的才能与兴趣爱好。

此外，我国的心理学研究者还从适应能力、耐受力、控制力、意识水平、社会交往能力、康复力以及愉快胜于痛苦的道德感等方面阐述了心理健康的标准。多数研究者认识到，在心理健康标准的探讨上，无论固执于生存标准和发展标准的哪一端都是不适宜的，两者的关系应是融会贯通，而非分离割裂的。生存与发展两大标准应协调，藐视生存标准和一味强调发展标准都不可取，完美的精神健康（即心理健康）是生存标准与发展标准的有机结合。

针对我国特有的社会历史和文化背景，部分研究者（周燕[①]，1996；江光荣[②]，1996；刘宣文[③]，1999）提出，由于过去人们长期以来只注重心理健康的生存标准（众数标准），强调个人对社会的适应，强调与社会上大多数人的行为表现一致，顺应主流文化，所以现阶段，在注意生存标准和发展标准协调的同时，应当给后者以更多的关注。

影响心理健康的因素是极为复杂的，所以在对心理健康标准进行研究时，研究者为了阐述和研究的便利，往往采取一种静态的分析来对心理健康的结构维度进行厘清。一些研究者（宋广文[④]，1996；胡江霞[⑤]，1997；刘华山[⑥]，2001；林增学、鞠红霞[⑦]，2001）认为，自我接纳、与他人的积极关系、对环境的控制和利用、自主性或对自己的调控、生活目标或生活旨趣、个体成长等因素决定和影响着个体的心理健康。

在得出影响心理健康的几个静态因素后，是否就可以据此界定或拟就心理健康的标准呢？部分研究者（胡江霞[③]，1997）认为，心理健康本身是多种因素综合作用下的一种状态和过程，仅用几个方面分别描述再简单相加定义的方法是不适当的，心理健康是一个具有动态性特征的概念，它是一种不断完善的状态，而不是指十全十美的绝对状态。

也有研究者（许亚、朱正国[⑧]，1999）认为把系统论的观点运用于心理健康标准的研究中是很必要的，个体的心理是个统一的整体，由于整体并不等于部分

---

① 周燕.析心理健康标准研究中存在的问题：兼评中西方心理健康观［J］.教育研究与实验，1996（4）：48-52.

② 江光荣.关于心理健康标准研究的理论分析［J］.教育研究与实验，1996（3）：49-54.

③ 刘宣文.心理健康标准与学校心理辅导［J］.教育研究，1999（3）：42-46.

④ 宋广文.健康人格：人本心理学的理论模式与教育实践［J］.教育研究与实验，1996（2）：39-44.

⑤ 胡江霞."从心所欲不逾矩"：心理健康的定义及标准分析［J］.教育研究与实验，1997（2）：45-48.

⑥ 刘华山.心理健康概念与标准的再认识［J］.心理科学，2001（4）：481-480.

⑦ 林增学，鞠红霞.从存在主义到人本主义心理学：第三势力心理学思想的兴起与流变［J］.柳州职业技术学院学报，2001（2）：19-23.

⑧ 许亚，朱正国.心理矛盾与心理健康［J］.赣南师范学院学报，1999（1）：76-78.

的机械和，某个部分的损坏并不意味着整体功能的破坏，一些心智方面存在缺陷的个体，如果得到成熟平稳的情感意志过程的控制，也是完全可能保持心理健康状态和适应生活的。心理健康在本质上可以被认为是一种状态，个体心理经历着平衡—不平衡—平衡的循环过程，是一个由低级的适应水平向高级的适应水平不断推进的过程，是一个动态的发展过程。如果只是对心理健康状况进行静态的分析，那此种健康也仅是"低层次的"或者说是"庸常的"心理健康状态（吴波[①]，2001），这绝不是当代心理健康标准的要义。比较适宜地制订心理健康标准的策略是：以人的生命历程为线索，从动态评估的角度来确定心理健康标准。换言之，就人的毕生发展而言，并不存在恒定的心理健康标准的理念。

---

① 吴波．心理健康标准的质疑［J］．河北大学学报（哲学社会科学版），2001（2）：34-37.

第二节　健康理念"变变变"

随着科学的发展和时代的变迁，现代健康观告诉我们，健康已不再仅仅是指四肢健全、无病或强壮，除身体本身健康外，还需要精神上有一个完好的状态。人的精神、心理状态和行为对自己和他人甚至对社会都有影响，更深层次的健康观还应包括人的心理、行为的正常和社会道德规范，以及环境因素的完美。可以说，健康的含义是多元的、相当广泛的。社会的进步是势不可挡的，这种进步也同样表现在人们对客观事物的认识上，包括对健康理念的认识。

一、现代健康理念的引导

1956 年 9 月 27 日通过的《中国共产党第八次全国代表大会关于政治报告的决议》中明确指出："我们国内的主要矛盾，已经是人民对于建立先进的工业国的要求同落后的农业国之间的矛盾，已经是人民对于经济文化迅速发展的需要同当前经济文化不能满足人民需要的状况之间的矛盾。这一矛盾的实质，在我国社会主义制度已经建立的情况下，也就是先进的社会主义制度同落后的社会生产力之间的矛盾。"1981 年党的十一届六中全会通过的《关于建国以来党的若干历史问题的决议》中提出："在社会主义改造基本完成以后，我国所要解决的主要矛盾，是人民日益增长的物质文化需要同落后的社会生产之间的矛盾。党和国家工作的重点必须转移到以经济建设为中心的社会主义现代化建设上来，大大发展社会生产力，并在这个基础上逐步改善人民的物质文化生活。"党的十九大报告提出，当前我国社会主要矛盾是从"人民日益增长的物质文化需要"到"人民日益增长的美好生活需要"的转变。2012 年 11 月 15 日，习近平同志在同党的十八大的中外采访记者见面时掷地有声地指出："我们的人民热爱生活，期盼有更好的教育、更稳定的工作、更满意的收入、更可靠的社会保障、更高水平的医疗卫生服务、更舒适的居住条件、更优美的环境，期盼孩子们能成长得更好、工作得更好、生活得更好。人民对美好生活的向往，就是我们的奋斗目标。"

对于我们普通人来说，就是首先要解决温饱问题，这是人们赖以生存的基本条件，在这个时候，健康似乎就是吃饱、吃得有营养。因为生活贫困，所以认定营养足了就健康，对健康的理解往往还停留在"健康就是没有疾病"的层面上。当人们丰衣足食、物质和精神生活达到一定的程度之后，健康的观念就发生了很大变化。特别是随着我国社会生产力水平大大提高，人民生活显著改善，对美好生活的向往更加强烈，人民群众的需求呈现多样化、多层次、多方面的特点，期盼有更好的教育、更稳定的工作、更满意的收入、更可靠的社会保障、更高水平的医疗卫生服务、更舒适的居住条件、更优美的环境、更丰富的精神文化生活。健康的理念不再是吃饱、吃得有营养，而是饮食适量和营养搭配，现在人们关注"健康"还有一个表现就是健身，锻炼身体才能健康。运动，可以使得关节有活力，肌肉发达，可以消耗掉多余的热能。疾病是吃出来的，过饱或营养过剩都有可能产生疾病。当然，吃出来的疾病还有一个因素就是食品安全。随着我国社会生产力水平的大大提高，为了追求更美好的生活需要，人们对健康又有了新的认识，健康的内涵比以往任何阶段都科学和充实，正如世界卫生组织和国内外众多的业内学者研究所述，健康是一个多维的系统。

随着时代的发展，经济基础的增强，人们对健康的认识不断深入，对健康的追求欲望越来越强烈。在研究领域中，几十年来，国内外研究者对健康理念的研究越来越受到重视，而且不仅是对健康理念界定的研究不断深入，而且对健康与疾病的关系、健康与亚健康的关系、健康与文化的关系、大健康产业等众多课题都进行了深入研究，研究成果非常丰硕。

二、科技创新与健康

2016 年 11 月 21—24 日，来自中外的多名专家、政府官员等就"可持续发展中的健康促进"这一主题，在中国上海举行了第九届全球健康促进大会。会议期间，国家卫生计生委主任李斌、世界卫生组织总干事陈冯富珍、上海市市委副书记兼常务副市长应勇、加拿大公共卫生署署长等国内外与会代表见证并发布了《2030 年可持续发展中的健康促进上海宣言》（简称《上海宣言》），该宣言正式提出健康和福祉在联合国 2030 年发展议程及其可持续发展目标中的核心位置，并重申健康作为一项普遍权利，是日常生活的基本资源，是所有国家共享的社会目标和政治优先策略。《上海宣言》强调，通过发挥数字技术的潜力，增强公民对自身健康及健康决定因素的控制。中国工程院院士、中国医学科学院院长曹雪涛教授在该分论坛上指出，1895 年的 X 射线、1903 年的心电图、1938 年的髋关节置换……这些医学发现改变了我们每一位个体的健康；而消毒科技、免疫技术与现代医疗的发展也改变了人群健康水平。城市居民生活质量的提高、城市的健康发展都源自科技创新。当下，身处社会转型期的中国在城市健康和居民健康方面面临着不少挑战：传染病暴发风险依旧存在；重大慢性病井喷式暴发，每 10 秒就有 1 人死于心血管病，中国的糖尿病患者已达 1.1 亿人；即将步入老龄社会，预计到 2030 年，16% 的中国人口将在 65 岁以上，总数超过 2 亿人。世界医学科学创新为解决这些问题提供了方向和动力。如今医学科学呈个性化、精确化、微创化、远程化与集成化的发展态势，随着微创治疗、人工器官等新的防治技术手段不断出现，医学与理工科技的交融互动在不断创新发展。同时，可穿戴设备、医用三维（3D）打印等技术也让医学与 IT、移动互联网、大数据等融合越来越紧密，科技与健康医疗的融合创新是必然趋势。

三、以正确的思维模式认识疾病

对人类来说，健康和疾病的关系是健康与其他一切关系的核心环节。医学界把所有疾病分为三大类：

第一类为传染性疾病、新生儿疾病、女性疾病；第二类为慢性非传染性疾病（简称慢性病）；第三类为伤害，包括车祸、摔伤、溺水、烧烫伤、非故意中毒、自杀、暴力等。

据英国 BBC 报道，世界卫生组织在 2015 年 1 月 19 日发表报告指出，每年超过 300 万中国人在 70 岁之前死于心脏病、肺病、脑卒中、癌症和糖尿病等非传染性疾病，世界卫生组织将此类死亡定义为"过早"死亡。该组织建议，为大幅减少非传染性疾病导致的过早死亡，各国政府可以采取有关政策，减少烟草使用、有害使用酒精、不健康饮食和缺乏身体活动现象，并提供全民卫生保健服务。

国际著名医学期刊《柳叶刀》曾发表题为《1990—2013年基于240种死因全球、地区和国家的特定年龄—性别全死因以及特定病因死亡率：2013年全球疾病负担研究系统分析》[①]的报告，这份报告由华盛顿大学健康指标与评估研究所（Institute for Health Metrics and Evaluation）牵头完成。包括中国在内的全球超过700名研究人员针对188个国家的具体人口240种死因的死亡数据进行了统计分析，发现中国人的健康状况主要发生了五大变化。

（1）平均预期寿命延长8.6年，远超世界平均水平，其中男性平均预期寿命从1990年的66岁延长到73.5岁，女性从70.2岁延长到80岁；

（2）中国70岁及以上人群中，中风成为最主要死因；

（3）中国居民慢性肾病致死率上升147%；阿尔茨海默病致死率上升121%；

（4）肺癌致死率增加103%；

（5）国人死于肺炎的人数减少56%，死于疟疾的人数减少88%。

上述报告撰写者之一、天津市疾病预防控制中心副主任江国虹分析，中国人均预期寿命延长，与政府加大医疗保健投入、建立全民医保体系等举措密切相关。面对这些数据，中国人民解放军总医院健康管理研究院主任曾强分析认为，我国居民平均预期寿命延长，与生活条件改善、医疗水平提高、全民医保体系提供良好就医保障等因素息息相关，且婴儿死亡率下降起着重要作用。而从中风成为我国老人首要死因，慢性肾病、阿尔茨海默病和肺癌致死率翻倍增加可以看出，慢性病攀升、癌症高发已成为威胁我国居民健康的重要杀手。究其原因，曾强表示，吸烟、过量饮酒、"三高"饮食（高油、高盐、高糖）、运动少、久坐、精神压力大等不良生活方式，是造成慢性病和癌症高发的主要原因。研究显示，这些不良因素导致了2/3的慢性病。中国人群疾病死亡谱已经发生了明显变化，早产并发症、肺炎、疟疾等传染性疾病造成的死亡人数大幅减少，慢性肾病、阿尔茨海默病、肺癌导致的死亡率均翻番。与1990年相比，2013年，中国慢性肾病和阿尔茨海默病导致的死亡率分别上升147%和121%；肺癌导致的死亡率增加103%。

---

① CBD 2013 Mortality and Causes of Death Collaborators. Global, regional, and national age-sex specific all-cause and cause-specific mortality for 240 causes of death, 1990-2013: a systematic analysis for the Global Burden of Disease Study 2013［J］. Lancet, 2015(385): 117-171.

中华医学会副会长、原卫生部医政司司长吴明江分析，中国人的生活条件伴随经济发展水平的提升大有改善，政府对医疗卫生系统的投入日渐增长，因此传染性疾病、感染性疾病受到严密防控。而慢性病高发，则源于居民消费结构的骤然升级、不合理的膳食习惯，日益加重的环境污染也在推波助澜。同时，作为世界上最大的烟草生产和消费国，直接吸烟与二手烟的危害也再次凸显，尽管有的地方已经出台了比较严格的禁烟令，但短时间内仍然难以抑制整体吸烟的形势，其造成的危害继续加强。慢性病的主要特点之一为病程长，并可能导致患者功能衰弱或丧失。在慢性病中，心血管疾病、脑血管疾病、恶性肿瘤和慢性阻塞性肺病成为当前国人生命健康的最大威胁。这四类疾病致病危险因素相似，包括膳食不合理、缺乏运动、心理压力大、吸烟、酗酒等。"生活水平提高了，但吃什么和怎么吃的观念一时很难全部改善。"吴明江说，"发病增长快，疾病负担重"是中国慢性疾病的主要发展态势。吴明江认为，目前国内的状况是，虽然生活水平提高了，但医疗卫生知识尚未全面普及、公众健康常识有待改善，宣传教育需要进一步加强。

2012 年，卫生部部长陈竺形容中国的慢性疾病全面高发，"状若井喷"。2012年全国已有 2.6 亿确诊的慢性病患者，约占总人口的 19%，慢性病死亡占中国居民总死亡的构成已上升至 85%，导致的疾病负担已占疾病总负担的 70%。中国每 5个成年人中就有 1 个心血管病患者，心血管病的患病率仍在持续增加。由国家心血管病中心编制的《中国心血管病报告》显示，未来 20 年内，慢性疾病患者人数将增长 2 ~ 3 倍，2010—2030 年，心肌梗死、卒中、糖尿病和慢阻肺的疾病负担预计将增长近 50%。而中国的医疗资源配置过度倾向于治疗，却轻视了预防；过度重视发展医疗事业，却轻视了最基础的国民健康教育，导致公众在慢性疾病面前普遍免疫力不强。

四、健康观念发生新变化

公共卫生的理念是先改变环境，再关注到人群，然后是个人。因此，控制慢性病，尤其需要在法律层面推动相关政策的建立实施，制定相关标准、规则，比如在公共场所全面禁烟、强制约束食盐使用量等，对所有的食物半成品的食盐含量定上限，效果要好于发放盐勺。世界卫生组织在 2015 年 1 月 19 日发表报告介绍了世界卫生组织推荐的具有成本效益并可产生重大积极影响的"最划算的"干预措施，例如禁止一切形式的烟草广告，使用多不饱和脂肪代替反式脂肪，限制或禁止酒精广告，预防心脏病和中风，提倡母乳喂养，开展饮食和身体活动宣传计划，并预防性筛检子宫颈癌。时任世界卫生组织驻华代表处负责人施贺德博士表示，在卫生医疗系统方面的投资，特别是接近人们居所的初级保健服务的投资，是应对非传染性疾病死亡的关键办法。

我们的健康观念需要转变：现有的健康观念是建立在疾病的基础上，是以医疗卫生方式为核心的健康理念。未来的健康模式却一定是以积极、主动、预防、修复为主，突破"医疗思想""和谐思维"的思路，以人为本，从而全面提升健康状况。预防大于治疗，修复强于压制，健康的身体需要整体和谐，需要足够的、合理的营养。"健康"要学习正确的养生观念，要求我们在生活和工作中要注意以下 10 个方面的问题。

（1）经济发展不能破坏环境和健康。2014 年，环保部发布的"中国人群环境暴露行为模式研究成果"[①] 表明，我国 2.8 亿居民饮水不安全、1.4 亿居民的居住地环境受到污染。高发的肺癌就与空气污染关系密切。国内生产总值（GDP）高速增长的同时，不能破坏环境和健康。

（2）别把预期寿命等同于健康寿命。虽然我国居民预期寿命大大延长，但不能过于乐观，因为预期寿命只代表生命的长短，并不意味着活得健康。国人应更加关注于延长健康寿命，即保持身体健康、无疾病缠身、不靠药物维持生命。

（3）从"病后治疗"转为"病前预防"。成倍增长的慢性病致死率，反映出我国居民健康素养较差，"治未病"观念尚未普及。

（4）重视体检，揪出"沉默的杀手"。包括慢性肾病在内的多种慢性病表现得非常隐匿，疾病初期多数患者没有明显症状，常被忽视，一旦出现明显、典型的症状，往往已经病情较重，难以挽回。每年定期体检能够揪出"沉默的杀手"，是减少疾病致死率最管用的方式之一。

（5）杜绝药物滥用。近年来，国人药物消费越来越多，滥用药物会毒害身体，尤其是肾脏。

---

① 环境保护部发布中国人群环境暴露行为模式研究成果［EB/OL］.（2014–03–14）［2019–02–25］. http：//www.gov.cn/xinwen/2014–03/14/content_2639154.htm.

（6）良好习惯延年益寿。做到以下几点有利于延年益寿：一日三餐应规律，并保证食物多样化，少在外就餐；保证良好的睡眠和愉悦的心情；戒烟、限酒；选择适合的运动并长期坚持；定期体检。

（7）及时发现中风信号。远离中风最关键的是预防，除保证健康的生活方式外，还要定期监测血压、血糖，肥胖者应尽早减重，保持情绪平稳。老年人一旦出现脸部、肢体麻痹或无力，话说不清楚、流口水、行走困难等症状，务必及时就医。

（8）不给肾脏添负担。预防肾脏疾病应坚持低盐、清淡饮食；不暴饮暴食；适当多饮水，不憋尿；坚持锻炼，控制体重；戒烟限酒；避免滥用药物。

（9）拒绝烟草防肺癌。要想远离肺癌，要拒绝烟草和二手烟；使用环保装修材料，避免室内污染；天气好时常开窗通风，空气质量不佳时出门最好戴口罩；炒菜时一定要打开吸油烟机，保持厨房良好通风。

（10）常动脑防痴呆。老年人出现认知障碍的原因主要有两个：一是阿尔茨海默病，预防建议是老年人多用左手吃饭、刷牙、梳头等，培养动脑的兴趣爱好；二是血管性痴呆，脑供血不足导致，控制好血管病变是关键。

然而现实生活中，当我们身体不舒服了，首先想到的是医生，但医生给我们的建议是什么呢？血压高就吃降压药，肿瘤就要化疗，糖尿病就要打胰岛素等。药物可以控制病情，但无法真正修复我们的身体。健康的细胞需要营养，而我们自己就是营养的提供者，关键在于如何摄取足够、合理的营养。

一是要转变饮食观念，倡导餐桌绿色。推进健康中国建设，其中一大任务就是要建设健康的社会环境，保证食品的绿色与安全。同时，经历过以前的苦日子，富起来的人们在饮食上慷慨至极，于是就从营养不良滑向了另一个极端——营养过剩，心脑血管病、糖尿病、肥胖症患病率持续攀升。所以我们在加强食品监管的同时，还要注意转变饮食观念，倡导绿色餐桌，合理搭配粗粮、细粮、蔬菜、水果、肉类等食品以保持身体酸碱度的平衡，保持身体的健康。

二是要坚持运动，科学锻炼促健康。人们常说，要想健康，除了"管住嘴"还要"迈开腿"。消耗过少是人们健康出现问题的主要原因，世界卫生组织研究表明，每年全球有 200 多万人因缺乏体力活动而死亡，每个国家有 65% ～ 85% 的成年人由于没有足够的体力活动而使健康受损。现在的健身俱乐部门庭若市，公共健身场所常常人满为患，足以证明人们健身意识的觉醒，但运动还必须掌握科学的方法，保证健身者的安全。

三是要心理健康，保持一颗自然的心。可是在现代生活中，人们为了生活，脚步是匆忙的。匆忙中，越来越多的人在床上辗转反侧难以入眠，越来越多的人要用香烟排遣与日俱增的压力，越来越多的人变得焦躁易怒。据我国有关部门统计①，80%的现代人患有不同程度的心理疾患，他们的生存质量和生命质量大打折扣，甚至很多人产生厌世思想，沉溺于网络不能自拔，或者选择极端的手段结束自己的生命。所以说如果没有一个健康的心理，对自己进行情绪管理，那么这个人不可能有很健康的身体。在匆忙的生活中，我们需要短暂地停下来，去远足、野游、踏青、探险，去广阔天地间寻找片刻的闲适，去倾听大山的叹息、流水的欢笑、微风与小草的对话，从而放松自己的身心。

---

① 中国人的健康现状与对策［EB/OL］.（2012–04–18）［2019–02–25］. http：//blog.sina.com.cn/s/blog_a835fc190100zuv3.html.

第三节　在消除"健康误区"中构建新的健康文化

　　健康误区的形成与社会文明和科学发展有着一定联系。在不同程度的社会文明，不同程度的经济与科学状态之下，产生着不同时代色彩的健康误区。

　　习近平总书记深刻指出，没有全民健康，就没有全面小康。李克强总理也在2016年的政府工作报告里面强调，健康才是幸福之基。2015年党的十八届五中全会上，明确提出要推进健康中国的建设，通过全民健康来助力全面小康，这体现了我们党和国家对于维护人民健康的高度重视和坚定的决心，也反映了全国人民对美好生活的期待。如今健康中国已经上升为国家战略，并在加快推进。从实际情况来看，我国居民整体健康水平低于世界平均水平，健康知识贫乏，许多人从没有接受过健康知识的培训和教育，在疾病预防方面更是一知半解，健康观念明显落后，健康误区多处存在，这直接影响我们的行为，或者说生活方式。消除"健康误区"，构建新的、科学的健康文化是提高健康水平的重要环节，同时，也是健康产业适应时代变化取得长足发展的基础。

一、健康知识常见误区

　　健康才是人的最大财富，因为健康很难再生或不可再生，一旦失去，再先进的高科技也无法使受损的机体恢复到原来状态，而金钱却可以"千金散尽还复来"。世界卫生组织对财富的最新排序是：健康第一位；知识第二位；家庭第三位；金钱第四位。由这个排序可以看出，金钱是财富，但不是全部，而且不是最主要的，健康才是最大的财富。人只有健康地站在这个世界上，后面财富、学识、荣誉等才是他的，才有意义。

随着生活水平逐步提高，人们有了更多的时间和精力去关注自己的健康，并对健康问题有了新的愿望和要求。随着科学技术的飞速发展，人们对科学的追求也越来越普遍。因此，所谓"科学"的健康理论一经推出，人们就坚定不移地紧跟。这种"跟风"和从众心理导致的一哄而起的"热"现象此起彼伏，由此形成的种种对科学的曲解被广泛流传。由于现代健康知识普及不足，传统思维定式根深蒂固，对于健康问题的认识，许多人停留在表面上和主观上。譬如，过分强调爱护身体，忽视心理和社会适应状态；片面追求长寿，企望长生不老，忽略现实生活质量等。健康还是处于不稳定的地位，易于被越位的领域。那些对健康问题不熟悉却十分关注者，更容易在健康问题上出偏差。在缺乏科学引导的情况下，公众对健康的新需求成了一种自发的、带有一定盲目性的社会能量。随着市场经济的发展，健康行为和健康方式有了更大的改变，随之产生了新的健康误区。

误区一：看重保健药物，忽略生活方式调节。随着生活水平的提高，人们越来越重视健康，但很多的健康活动带有浓重的商业色彩，保健行为常常由市场行为所左右，或者受社会潮流的影响。2004 年停止使用"卫食健字"之后，中国保健协会对中国内地销售的保健食品首次进行大规模调查，"问题保健食品"占调查总数的 25.99%。又据有关统计[①]，省级电台广告总时长平均达到 40.00% 以上，而这 40.00% 以上的广告时间中，80.00% 以上是医疗广告。铺天盖地的广告，口若悬河的推销员，免费、打折和试用的种种优惠，眼花缭乱的医疗和保健用品市场，形形色色的医疗、保健机构，左右着众多热爱健康的人，而药品、医疗服务、保健食品广告的违法率长期"榜上有名"。许多朋友热衷于服用各种各样的保健品预防疾病，对于健康误区的主体而言，虽然其主观上具有防病健身的意愿，其实不过是社会行为被动的接受者。从这个意义上讲，所谓"送礼送健康"，就是健康误区的培养基。另一方面，现代化的生活方式带来的健康危机感，也为不良的社会潮流和市场行为左右健康提供了需求的依据。高热量食物的长期摄入，高负荷的工作投入，社会竞争加剧和社会老龄化，自然环境和社会环境的改变，使人们更加关注健康，却没有专业的告诉人们怎样才能正确地得到健康。

---

① 广播医疗广告还能走多远？［EB/OL］.（2006-08-29）［2019-02-25］.http：//
health.sohu.com/20060829/n245058986.shtml.

因此在保健行业中垃圾产品层出不穷，其势头如日中天。保健器械不保健，健美运动不健美，健康讲座铺天盖地，受伤的却总是热爱健康的人。因此，围绕健康行为引发的诉讼、纠纷屡屡不断。

其实导致人们机体患病最主要的因素是不健康的生活方式。适度的紧张能够提高工作效率，但是长期持续的紧张就会导致一系列疾病，如果你事事急躁，处处不安，天天加班，夜夜鏖战，神经绷得紧紧的，肯定容易患病。再例如高血压、冠心病、糖尿病、中风等疾病，也都和生活方式有很大关系。所以要想保持健康的身体，就必须调整好自己的心态，安排好日常的生活，制定适合自己的人生目标，做一个豁达的、不急不躁的人，在纷杂的当今社会中保持住内心的宁静。如果通过自身调节仍然达不到上述要求，或者已经发展到夜不能寐、心烦意乱的程度，那就应当尽早求助于心理科、精神科或者神经内科医生。

误区二：看重治疗，忽视预防。许多朋友生病后知道赶紧叫120或者999，第一时间赶到医院救治，可是出院后能够按照医生要求认真服药、预防坚持治疗的人并不多。很多人都是"好了伤疤忘了痛"，出院后感觉良好就再也不吃药了，特别是慢性病患者，殊不知这样很容易旧病复发。健康的身体是靠预防的。

误区三：输液能预防心脑血管病。许多中老年人比较忙，不喜欢长期服药，认为每年输两次液就能预防心脑血管病。其实这种想法十分危险。诚然，对症输液能适当改善血液循环，在天气剧烈变化的早春和晚秋季节对预防心脑血管病发作有一定的效果，但是其疗效持续时间有限，比如血压高的人如果平时没有对症口服药物调整好血压，只靠一年输两次液预防，很容易发生心脑血管病。

误区四：认为健康体检正常就可以高枕无忧。随着人们对健康的不断重视，近年来大多数单位或者个人每半年或一年去体检机构或者正规医院进行常规体检已形成了一种惯例。有些人一看体检报告基本正常，就大喜过望。其实应当客观看待体检报告。目前的体检机构或者医院的体检项目只是一些常规项目，许多预测疾病的特异性项目并不在其中。例如颈动脉不稳定斑块是预测脑梗死的一项重要指标，但是一般体检报告都没有这一项。再比如肿瘤标志物，一般体检项目中也不包括，而且即使是阴性结果也不能完全排除肿瘤的可能。所以应该根据自己及家族情况，针对性地增加检查项目。

误区五：不渴就不喝水。人体的新陈代谢需要一个充分的液体环境，如果缺水就会影响器官正常的生理功能，但很多年轻人是因为忙而不愿喝水，而老人和孩子大多嫌麻烦而不愿主动喝水。其实等到感觉口渴时身体已经处于脱水状态了，经常让自己处于口渴状态可诱发很多种疾病。比如重度缺水可以导致血液浓缩处于高渗透压状态，脑细胞也跟着脱水，人就会烦躁不安，严重时会发生精神恍惚，影响工作效率和生活质量。大量出汗后若没有及时补充水分可以导致低血容量性脑梗死，这在夏季尤其多见。一般情况下，正常人每天所需水分大约为1500毫升，大约等于8杯200毫升的水。

二、推动新的健康文化

对于健康，不同的人有不同的看法，即使对于同一个健康行为，人们也可能有不同的理解。健康包含身体健康、心理健康和社会健康三个方面的内容，这三个方面对于健康相互影响，应整体地、全面地对待。总体上来说，老年人比年轻人更加重视健康问题，在健康行为上倾向于高频率、低强度的运动方式。女性较男性来说，可能更加注重心理健康。锻炼频率高的群体比锻炼频率低的群体可能更加注重健康问题。年龄和运动方式的选择存在显著性相关，年龄和运动频率之间存在低度的正相关，年龄和运动强度之间存在低度的负相关。[①]

健康不仅对于个体而言是一件非常重要的事情，对整个社会亦然。良好的健康是社会、经济和个人发展的主要资源，是体现生活质量好坏的一个重要方面。近几年，"全民健身"的热潮袭来，上到政府为老百姓修建的各种公共体育设施，下到老百姓自己选择或以个体或以群体的形式而进行的运动方式，参加运动进行身体锻炼的人越来越多。据调查，"2014年全国经常参与体育锻炼的人口又上升到了33.9%，较2007年上升了5.7个百分点"。[②] 由此可见，我

---

① 赵枭建.不同群体健康认知的比较研究［D］.武汉：武汉体育学院，2017.

② 国家体育总局.近7年参加体育锻炼人口增加5.7%［EB/OL］.（2016-06-23）［2019-02-25］.http：//news.ifeng.com/a/20160623/49226070_0.shtml.

国参与体育锻炼人口越来越多，占总人口数目的比重也越来越大，这一点在新闻报道中也有直接体现，尤其突出的是最近几年在全国各地如雨后春笋般兴起的广场舞。人们对运动与否的选择、运动方式的选择、运动数量的选择以及运动强度的选择都与健康有关，与对健康的认识有关。

1978年，世界卫生组织在《阿拉木图宣言》中提出："健康是基本人权，达到尽可能的健康是全世界一项重要的社会性指标。"社会由个体组成，个体的健康与否直接关系着社会的稳定和谐。就我国而言，在长达五千年的历史长河中，产生了儒、释、道等各种思想文化理论，对我国人民的健康观有决定性的影响。儒家文化提倡人与人之间的友爱、恭敬、互助与和谐，强调"中庸""适度"。李兴和王磊[1]在研究中发现，中国人的健康观中的"和谐"精神主要表现在对和谐有序社会的向往、对平和心态的强调以及在处理人际关系时提倡"以和为贵"、忍让、退步的解决方法和与自然和谐相处的观念。道家文化包含着许多生命健康方面的生态伦理思想、伦理规范和文化形式。道家学说对于健康观念的重大影响体现在其"顺应自然"的养生思想上和追求健康"身、心、灵"的整体观念上，并且注重人与自然的和谐发展。佛教强调"因果"，认为"善有善报、恶有恶报"。也就是鼓励人们多做好事，多选择对健康有增益的行为，不要去选择一些损人不利己的行为。研究中发现，民间佛教文化对中国人健康内涵理解的影响还体现在提倡尊重人、关心人、爱人、帮助人，甚至对自然界生物仁爱的人文情怀上。中医的健康观可概括为"平人"，即健康是指阴阳平衡、气血脏腑和调、形神统一，人与自然、社会统一的平衡状态。可以理解为提倡人们适量运动，在运动的过程中不要过度，防止运动损伤。总之，古往今来，文化在健康概念的构成和发展中起了重要的作用。世界卫生组织认为一旦人们的生活水平达到或超过基本的需求，有条件决定生活资料的使用方式时，文化因素对健康的作用就越来越重要。

按文化学的定义，目前通常使用的文化含义有广义和狭义之分。广义的文化，是指人类社会历史实践过程中所创造的物质财富和精神财富的总和，也就是说，人类改造自然和社会过程中所创造的一切都属于文化的范畴。狭义的文化，是指社会的意识形态，即精神财富，如文学、艺术、教育、科学等，同时也包括社会

---

① 李兴，王磊.和谐社会对"人的全面发展"之新析［J］.扬州职业大学学报，2010，14（2）：21-24.

制度和组织机构。文化是可以后天习得的，并且使得个体在某些行为上表现出一定的倾向性。而基于大众新的健康观和对健康的认知基础上，构建新的健康文化，对于人们实现健康生活的目标将带来深刻的影响。新的健康文化，也是新的健康产业所应具有并致力弘扬的文化内涵。

第二章

健康产业的发展现状

　　健康是人类追求的永恒主题，健康产业是有着良好前景和巨大市场潜力的新兴产业，目前涉及医药产品、保健用品、营养食品、医疗器械、休闲健身、健康管理、健康咨询等多个与人类健康紧密相关的生产和服务领域。它在中国的兴起是社会、经济发展的必然要求，与提高国民健康素质，促进人的全面发展，构建社会和谐、满足人们对健康的多样化需求都有着非常紧密的联系。

第一节　新科技在医学领域的应用

"大健康"是根据时代发展、社会需求与疾病谱的改变提出的一种全新的观念。它追求的不仅是个体身体健康，还包含精神、心理、生理、社会、环境、道德等多个方面的完全健康。目前对"大健康"观念尚未有统一的官方说法，天津张劲柏等 ① 认为，"大健康"的核心内涵主要是强调全方位的健康状态，全年龄的健康过程，全范围的健康人群，全学科的相互交叉。以"生存、健康、长寿"为出发点，其涉及的内容不仅仅是医药学，上至国家宏观规划，下至日常生活常识点点滴滴处处有体现，是自然科学、生物科学、人体科学、社会科学、思维科学等多种学科的融合。

"大卫生"的观念就是要改变"头痛医头、脚痛医脚"的医疗模式，坚持以人为本的医疗卫生服务理念，切实把"人"放在健康服务的中心位置，加强预防、治疗、康复的全过程健康服务体系建设，推进实现现代健康管理。随着工业化、信息化、城镇化以及人口老龄化进程的加速，我们面临的健康问题更为复杂，职业卫生、环境安全、生活方式等多种健康因素相互交织，群众面临新发传染病、慢性病等多种威胁，对公共卫生安全提出了新挑战。因此，必须树立"大卫生"的观念。

在互联网医疗的条件下，大医学通过大数据在医疗领域中的应用正在被逐渐铺开，基本应用过程为：搜集和聚合巨量患者信息；以各种目的导向出发，分析搜集到的信息，比如优化患者的诊疗、提高医疗体系的效率；应用数据分析的结

---

① 张劲柏，陈银海，傅晓宁 . 大力推进大健康理念下的健康文化建设［J］. 中国疗养医学，2018，27（4）：446–448.

果，改善患者的治疗，提高医疗系统的投资回报率。其意义在于，通过对临床数据的分析，对患者进行更有前瞻性的治疗和照护，提高疾病的治疗效果；通过对最新数据库的分析提高对临床决策的支持；通过对统计工具和算法的使用来改善临床试验的设计；通过对大数据集的分析为个性化医疗提供支持；通过优化业务决策支持，确保医疗资源的适当分配。

2016 年中共中央政治局确立的《"健康中国 2030"规划纲要》是今后 15 年推进健康中国建设的行动纲领。本节以健康中国战略规划为基础，从大健康、大卫生、大医学三个方面入手，梳理国内外 2012—2018 年在大健康、大卫生、大医学、网络安全与医疗和区块链与医疗 5 个方面最新的前沿动态信息。

一、2012—2018 年二十大医疗领域突破科技

美国的《麻省理工科技评论》（MIT Technology Review）于 1899 年在美国麻省理工学院创刊，是世界上历史最悠久、影响力最大的技术商业类杂志，迄今已有 100 多年的历史。其内容覆盖广泛，涉及互联网、通信、计算机技术、能源、新材料、生物医学和商务科技几大领域。从 2001 年开始，每年都会公布"十大突破技术"，即 TR10（Technology Review 10），并预测其大规模商业化的潜力，以及对人类生活和社会的重大影响。这些技术集中反映了近年来世界科技发展的新特点和新趋势，将引领面向未来的研究方向。其中许多技术已经走向市场，主导着产业技术的发展，极大地推动了经济社会发展和科技创新。现列举该刊 2012—2018 年医疗领域的突破科技并进行解读。

1. 纳米孔测序（2012 年）

利用纳米孔进行测序的理念是非常直观的：让 DNA 碱基一个个穿过纳米孔，同时快速鉴定每一个碱基。和其他 DNA 测序方法相比，它不需要使用荧光试剂来鉴定碱基或敲除 DNA 分子或者扩增片段，能快速发现基因易位等情况。纳米孔测序使基因组测序更快、更便宜、更方便地开启了个性化医疗时代。

哥伦比亚大学的车靖岳（Jingyue Ju）和哈佛大学的乔治·丘奇（George Church）教授合作开发了基于纳米孔的单分子边合成边测序（SBS）系统，对这一测序技术进行升级，打造了高通量的单分子纳米孔测序平台。目前科学家正在通过减缓 DNA 序列穿过纳米孔速度的方式提高此项测序的准确度，但该技术尚不成熟。

2. 卵原干细胞（2012 年）

哈佛大学生殖生物学家乔纳森·蒂利（Jonathan Tilly，同时在马萨诸塞总医院指导了一个生殖生物学中心）研究团队证明了人类也有一种类似老鼠等动物的"卵原干细胞"，或可成为无尽的卵子来源。"卵原干细胞"的发现有望为治疗女性不孕不育，甚至为延迟卵巢早衰提供新方法。这些卵原干细胞来自成年女性的卵巢，说明女性成年后仍然有可能形成新的卵子。如果能在实验室中大量培育这种卵原干细胞，也就意味着医疗上拥有了无尽的卵子来源。这一发现对女性卵子数量在出生时就已被限定的传统观点形成挑战。蒂利表示，研究有望用于建立人类卵原干细胞库，最关键的是可能找到方法让卵原干细胞在试管受精中发育成成熟的人类卵母细胞，以改进试管受精的结果，并为不孕不育症提供新疗法。不过截至 2016 年，卵原干细胞仍然受到质疑，也并没有通过卵原干细胞培育成任何新生儿。

3. 记忆移植（2013 年）

西奥多·伯格（Theodore Berger）是南加州大学洛杉矶分校的生物医学工程师和神经科学家，他设想在不太远的某一天，严重记忆丧失的病人可以通过电子植入物获得帮助。对大脑遭受阿尔茨海默病、中风或损伤的人来说，破坏的神经元网络通常会阻碍长期记忆形成。20 多年来，伯格设计了硅芯片，以模拟这些神经元在正常工作时所做的信号处理，这项工作允许我们在一分钟之内记住经验和知识。最终，伯格想要通过在大脑中植入这样的芯片来恢复创造长期记忆的能力。尽管有不确定性，伯格和他的同事仍然一直在规划人类研究。他还与他大学的临床医生合作，测试使用植入海马回每侧的电极来检测和预防严重癫痫患者的癫痫发作，甚至帮助这些患者在大脑中寻找记忆。

4. 产前 DNA 测序（2013 年）

用于对未出生胎儿进行 DNA 测序。这项技术可以通过一小管母亲血液中的胎儿 DNA 来检测唐氏综合征。根据中国香港科学家卢煌明的研究，母亲血液中游离的 DNA 中有 15% 来自胎儿，通过快速的 DNA 测序技术，这些片段可以转变为大量的信息。维里纳塔（Verinata）的创始人、斯坦福大学生物物理学家斯蒂芬·奎克（Stephen Quake）很快发现，利用母亲血液中的胎儿 DNA 除了可以筛查染色体异常外，还可以对胎儿进行全基因组测序，这样就可以在胎儿出生前排除患有囊性纤维化（Cystic Fibrosis）、$\beta-$ 地中海贫血症以及自闭症等风险。

目前，已经发展到无创产前 DNA 检测（Non-invasive Prenatal testing，NIPT）阶段，这项技术是通过母体外周血提取胎儿游离 DNA（cffDNA）进行筛查唐氏综合征、Rh 血型、性染色体异常以及胎儿性别。由于这项基因检测的成本一直在下降，无创产前基因检测在全球，尤其是在低收入和中等收入国家逐渐普及。

5. 深度学习（2013 年）

在医学领域，以深度学习为基础的人工智能，从学习在丰富的医学数据中识别复杂模式的算法到为个性化医疗提供对现实世界证据的分析，再到发现与 DNA 结合的蛋白质的序列特异性和怎样用其协助基因组诊断以及个性化治疗，对于医学成像提高分辨率、分析的广度和速度以及诊断带来了非常了不起的进步，甚至在药物开发和更广泛的治疗干预上也显示出了巨大的潜力。

由斯坦福大学计算机科学教授吴恩达和谷歌研究员杰夫·迪安（Jeff Dean）带领的团队给系统展示了 1000 万张从 YouTubu 视频中随机选择的图片。软件模型中的一个模拟神经元专门识别猫的图像，其他专注于人脸、黄色的花朵以及其他物体。由于深度学习的能力，即使没人曾经定义或标记过，系统完全可以识别这些独立的对象。IBM 的沃森（Watson）在肿瘤精准治疗领域能够在几秒之内筛选出数十年癌症治疗历史中的 150 万份患者记录，包括病历和患者治疗结果，并为医生提供可供选择的循证治疗方案，已经实现帮助医生做出更好的决策。

6. 基因组编辑（2014 年）

目前已经证实，利用基因编辑技术（Clustered Regularly Interspaced Short Palindromic Repeats，CRISPR）可以治疗小鼠的肌肉萎缩、罕见肝脏疾病，并且具有使人类细胞免疫 HIV 等惊人的功能。德国马斯克·普朗克感染生物学研究所的埃马纽埃尔·卡彭蒂耶（Emmanuelle Charpentier）在欧洲创立了 CRISPR Therapeutics。美国加州大学伯克利分校的詹妮弗·杜德纳（Jennifer Doudna）之前与华人科学家、麻省理工学院博德研究所的张锋共同创立了 Editas Medicine，离开 Editas Medicine 后她现在创立了一家小公司 Caribou Biosciences。CRISPR 可以精确并相对容易地在染色体上的某个特定部位改变 DNA，理论上，这项技术可以在培养皿中改变任何动物细胞类型的基因，包括人类细胞。CRISPR 与早期的基因组编辑方法——锌指核酸酶（ZFN）以及转录激活因子样效应物核酸酶（TALEN）系统相似。但是后两种方法都是利用蛋白质来定位靶序列，这些蛋白质通常很难生成且成本高昂。CRISPR 利用的是 RNA，使设计变得较为容易。某个基因变异的重要性通常并不明确，它很可能会致病，也可能仅仅和某种疾病间接相关，CRISPR 可以帮助研究人员找到确实能致病的突变。

CRISPR 未来最有潜力的应用是修复人类组织中的基因，可以治疗诸如血友病、罕见代谢疾病、亨廷顿氏病和精神分裂症等基因疾病。随着对 CRISPR 系统认识的加深和实验设计的优化改造，相信其靶向效率会进一步提高，CRISPR 以及其衍生技术终究会带来一场科学史上的巨大变革。

7. 大脑成像图（2014 年）

人类一直试图了解人脑的全部，目前最通用的模板，是加拿大蒙特利尔神经研究所（Montreal Neurological Institute，MNI）于 20 世纪 90 年代所建立的 MNI 系列。在最早的尝试中，他们扫描了 241 个正常志愿者的大脑结构，按照 Talairach 大脑图谱的方式，使用标志性的大脑结构对每个受试者的大脑进行标定，得到每个大脑的 AC-PC 线（前联合 - 后联合线）和大脑的外部轮廓。目前使用更为广泛的是 ICBM152 模板，也是由 MNI 出品的，然而 MNI305 和 ICBM152 模板中无法清楚地看到每个大脑的结构。

在德国尤利希研究中心与 MNI 共同完成的"Bigbrain"项目中，建立了第一个细胞级别的超高分辨率的大脑 3D 模型：由 7404 个组织切片组成，分辨率达到 20 微米，几乎精确到了分子级别。这个图集在超级计算机的帮助下数字化地缝合在一起，超清晰 3D 大脑模型的建立，有望为今后神经成像提供一个更加标准的大脑图谱，也为今后建立标准 3D 大脑模型提供了新的途径。

清晰的大脑成像图得益于技术的创新，比如德国尤利希研究中心的阿蒙茨（Amunts）使用偏振光来重建脑组织中神经纤维的三维结构。在斯坦福大学的神经科学家和生物工程师卡尔·德赛罗斯（Karl Deisseroth）的实验室开发了一种名为 Clarity 的技术，允许科学家直接看到完整脑中神经元和电路的结构。2014 年 7 月，美国圣路易斯华盛顿大学的一个研究小组称，他们绘制出了迄今最全面、最精确的人类大脑图谱。

8. 神经形态芯片（2014 年）

美国高通公司开发了名为"先锋"的机器人。该机器人使用的只是一个智能手机芯片，它模拟了人脑工作的状态，能识别此前未见过的物体，根据相关物体的相似性来分类，将不同的物品放在房间的正确位置。人脑有几十亿神经元、几千亿个突触，可以同步处理视觉、音频等信号。神经形态芯片能够模拟人脑同步处理多种数据，根据图像、声音或其他信号的变化，神经元可以改变与其他神经元之间的联系。由此可知，这些神经形态芯片模拟的是人脑的神经网络，可以实现人脑的部分功能。它们实现了人工智能领域需要几十年才能完成的任务，让机器可以像人一样理解世界、与世界互动。一些大学和研究机构也在试图实现这些功能，比如说 IBM 实验室和 HRL 实验室。这两家实验室已经投入 1 亿美元来为美国国防部高级研究项目局研发神经形态芯片。此外，欧洲人脑项目联合海德堡大学和曼彻斯特大学的研究者也耗资 1 亿欧元来研究神经形态项目。根据 IBM 实验室的研究员 Dhar-mendra Modha 的描述，这种芯片可以让盲人通过视觉和音频传感器来识别物体，提供音频提示；健康监测系统可以检测生命体征，及早发现潜在的风险，为病人提供个性化的治疗手段。医疗传感器和设备可以追踪病人的生命体征，根据时间采取医疗对策，学会调整药量，甚至可以及早发现病情。

9. 微型 3D 打印（2014 年）

哈佛大学的材料科学家珍妮佛·刘易斯（Jennifer Lewis）是这个行业的先行者，研究的是微型 3D 打印的机制和方法，将物体的功能和形状有效结合在一起。刘易斯和她的学生向外界展示了他们的技术可以打印极小的电极以及微小锂离子电池需要的组件，还可以打印运动员用的塑料贴片，上面包含了多种传感器，可以检测脑震荡并测量其危害程度。令人震撼的是，她的团队打印出了包含复杂血管的生物组织。为了完成这一目标，需要研制出多种类型的细胞"墨水"，以及支撑组织矩阵的基质材料。该技术成功解决了制造用于药物临床测试或人体器官移植的人工组织的一大难题——如何让血管系统中的细胞存活下来。

普林斯顿大学的研究团队成功地打印出了仿生耳朵，结合了生物组织和电子部件；剑桥大学的研究者也打印出了由视网膜细胞组成的复杂眼球组织。刘易斯团队安装了一台配有显微镜的 3D 打印机，可以精确打印尺寸小至 1 微米的结构（人体红细胞直径约为 10 微米），这对材料要求也是巨大的挑战，比如细胞在被迫通过印刷喷嘴时是脆弱并且容易被破坏的。很显然，跟细胞打交道真的很复杂，我们离 3D 打印出功能正常的肝脏或者肾脏还很远。

10. 液体活检（2015 年）

目前通过 DNA 检测预测患癌的风险成本依然很高，但随着测序技术的不断发展，能够快速解码血液中数百万松散的 DNA 短片段，通过与人类基因组的参考图谱进行比较，癌症早期筛查将会变得更加简单、便宜，应用范围更加广泛。

液体活检的商业利益最近也呈爆炸式的增长。测序巨头 Illumina 的首席执行官杰伊·弗拉特伊（Jay Flatley）表示，液体活检的市场规模至少达 400 亿美元，这项技术可能是癌症诊断领域最激动人心的突破，并表示 Illumina 将开始向研究人员提供液体活检试剂盒，帮助寻找癌症的早期症状。

此外，除了用于癌症筛查，液体活检还可用于帮助人们对抗疾病，医生可以根据驱动癌症发展的特定 DNA 突变选择对应的药物和治疗方案。但它们对于提高检测质量和疗效的作用目前尚不明确。

11. 大脑类器官（2015 年）

实验室培养的脑细胞组织已经很接近在妊娠初期人类胚胎脑细胞的形态，脑细胞可以从皮肤细胞培养，并且能用于研究阿尔茨海默病、精神分裂症和癫痫。

这个行业的典型代表是奥地利分子生物技术研究所（Institute of Molecular Biotechnology）的玛德琳·兰卡斯特（Madeline Lancaster），她从成年人身体上采取了单个皮肤细胞，通过正确的生化刺激，该细胞可以变成诱导多能干细胞，然后变成神经元。现在科学家可以直接看到活的人类大脑细胞如何发展和工作，以及它们如何受到各种药物化合物刺激或基因修饰的影响。因为这些特定脑细胞直接从干细胞培养成，这样就可以帮助探寻与脑部病变有关的疾病，如患阿尔茨海默症的人的神经元到底出了什么问题。

这项技术为理解神经元是如何生长和发挥作用的打开了新的窗口，也更加有助于人们理解大脑的基础活动。目前，研究人员正在使用"大脑类器官"研究导致精神分裂症、自闭症和癫痫等疾病的原因。

12.DNA 互联网（2015 年）

在技术方面，测试人的 DNA 信息目前已经非常成熟，成本也在逐年下降。全球数百万的基因组网络将可能成为医学领域的下一个伟大进步，但是究竟能否实现，主要看人们是否愿意分享自己的 DNA 数据。DNA 搭上互联网的好处很多，比如癌症患者，未来医生可以根据患者的 DNA 测序结果了解是哪种突变引起了癌症的发生，然后在 DNA 互联网上搜索拥有相同突变的患者，根据他们的用药记录做出更好的治疗决策。

全球基因组学和健康联盟（Global Alliance for Genomics and Health，GAGH）成立于 2013 年，是一个由医疗机构、大学和公司等组成的联盟组织，成立的宗旨是促进遗传数据的共享。对该组织而言，目前面临的最大困难不是技术问题，而是社会问题。科学家拒绝分享遗传数据，同时把一个人的基因组信息放到互联网上也涉及隐私问题。另外一个问题就是互联网。加州大学生物信息学专家戴维·豪斯勒（David Haussler）说，建立 DNA 互联网面临的一大问题是，基因组测序很大程度上脱离了信息共享最便捷的工具——互联网。未来医学的进步取决于对这些基因组数据进行大规模的比对，但是从现在数据的共享程度来看，许多科学家并没有为这一点做好准备。

13. 免疫工程（2016 年）

人类免疫系统被称为大自然的"大规模杀伤性武器"，拥有 10 余种主要细胞类型，其中包括多种 T 细胞。它会抵御从未见过的病毒或抑制癌症，而最主要的，是能够避免伤及自己的身体组织。它甚至还有记忆功能，这也是疫苗接种的依据。

T 细胞被称为免疫系统中的"杀手细胞"，它能够在人体内四处移动、进行感知探测，并能够杀死其他细胞。科学家将其从一个人的血液中提取出来，加入新的 DNA 指令，从而令其能够攻击肿瘤细胞，同时还采用基因编辑方式删除 T 细胞用以探测外来分子的受体，使其不至于攻击"非来自自体"的好细胞。当然，关于肿瘤细胞和免疫系统之间的对抗关系，虽然不断有新的发现，但是依然没有完全掌握。目前世界上已有十几家医药公司和生物技术企业正在努力将这项疗法带入市场。经过基因改造的 T 细胞，将为糖尿病多发性硬化症和红斑狼疮等自身免疫系统疾病，以及艾滋病等各种传染性疾病的患者带来新生希望。

14.DNA 应用商店（2016 年）

如果能有一个专门用于存储个人基因库的在线商店，那么人们就能更好地掌握目前所面临的健康风险和疾病倾向，而这项技术在 2016 年就已成熟。我们的基因组中存储着关于潜在健康风险和身体特征的所有信息，然而目前除了血液测试能够提供有限的遗传信息外，并没有什么方法来存储 DNA 数据。位于旧金山的海力克斯（Helix）公司将推出全球首个面向大众市场的基因信息应用商店。该公司通过收集客户的唾液样本对客户基因进行测序和分析，然后将结果数据化，客户可通过应用程序获取自己的 DNA 信息。公司为所有客户生成和存储这种类型的数据，即使他们最初只做一个特定的遗传查询，并计划推出 DNA 应用商店。

一个迫在眉睫的问题是，食品药品监督管理局（Food and Drug Administration，FDA）一直密切关注基因测试，并将决定多少信息是 Helix 应用程序可以向公众收集和展示的。梅奥诊所（Mayo Clinic）个性化医疗中心主任基思·斯图尔特（Keith Stewart）说，大多数返回消费者的数据都具有真实医疗信息，可以预测其癌症发生概率。

15. 基因疗法 2.0（2017 年）

美国即将批准首个基因治疗技术，更多基因疗法正在开发与批准的进程中。其重要意义在于，很多疾病都是由单个基因突变导致的，新型基因疗法能够彻底治愈这些疾病。早期基因疗法失败，部分是源于其递送机制，因为新的遗传物质（改造基因）以及将其携带至细胞的载体病毒被错误地递送到基因组的其他位置，这会激活某些患者体内的致癌基因，或者引起患者免疫系统的过度反应，从而导致多器官功能衰竭以及脑死亡。

在美国，Spark Therapeutics 有望成为第一家迈入市场的基因疗法新创公司，该公司开发出针对渐进式失明的基因治疗方法。还有很多其他正在研究中的基因疗法正将目光投向血友病的治疗，以及一种称为表皮溶解水疱症的遗传性皮肤失能症。虽然目前已经针对几种相对罕见的疾病开发了基因疗法，但是对于那些具有复杂遗传病因的常见疾病，开发对应的基因疗法则更加困难。

16. 细胞图谱（2017 年）

细胞图谱是人体中各种细胞类型的完全目录。超精确的人类生理学模型将加速新药的研发与试验。据悉，科学家正在建立一个超详细的"人类细胞图谱"，即通过细胞内部的内容来定义活细胞。为了执行这个解码人体 37.2 万亿细胞的任务，由来自美国、英国、瑞典、以色列、荷兰和日本的国际科学家组成的联合会正在分配任务，包括检测每个细胞的分子特征，并给每种细胞都编制了一个在人体空间中特定的"邮政编码"。细胞图谱研究的执行者主要是顶尖研究所，包括英国桑格研究所、麻省理工学院和哈佛大学的布罗德研究所，以及由脸书（Facebook）首席执行官马克·扎克伯格（Mark Zuckerberg）资助的位于加利福尼亚州的一个全新的"Biohub 研究所"。

17. 治愈瘫痪（2017 年）

治愈瘫痪实现了无线脑一体电子元件可绕过神经系统的损伤来实现运动的技

术突破。它的重要意义在于，全球有数百万人遭受瘫痪的折磨，他们无时无刻不都渴望摆脱疾病的困扰。除了治疗瘫痪外，科学家希望能够使用所谓的"神经义肢"，通过在眼睛中放置芯片来恢复视力，或者是恢复阿尔茨海默患者的记忆。使用"神经义肢"改善瘫痪的难度很大。1998 年，一个患者使用脑探针实现了移动计算机光标的任务，但它并没有任何更为广泛的实际应用。该项技术仍然太基础、太复杂以及无法脱离实验室的环境。虽然很复杂，并且进展缓慢，但是神经旁路仍然意义重大，病人对此充满了强烈的期待。

18. 人造胚胎（2018 年）

科学家们已经开始通过干细胞制造胚胎。在不使用卵细胞或精子细胞的情况下，研究人员仅从干细胞中就可以培育出类似胚胎的结构，为创造人造生命提供了一条全新的途径。人造胚胎将为研究人员研究人类生命起源提供更方便的工具，但该技术正在引发新的生物伦理争议。英国剑桥大学的胚胎学家们在一项重新定义了如何创造人造生命的突破性研究中，利用干细胞培育出了一种逼真的小鼠胚胎，该胚胎只使用了从另一个胚胎中得到的细胞。Zernicka-Goetz 教授称，她的"合成"的胚胎可能不会发育成老鼠。尽管如此，它们也意味着我们很快就可以实现在没有卵子的情况下培育出哺乳动物。

但这并不是 Zernicka-Goetz 的最终目标。她想研究早期胚胎的细胞是如何开始分化出其特殊作用的。她说，研究的下一步是使用人类胚胎干细胞生成人造胚胎，这也是密歇根大学和洛克菲勒大学正在进行的研究。然而，人造胚胎将会引发一些伦理问题。

瑞典卡罗林斯卡医学院助理教授李林鲜认为，首次在体外培养皿里通过两种干细胞的 3D 共培养模拟了胚胎发育的早期过程，为研究胚胎的早期发育提供了一种可能的替代方法。

19. 对抗性神经网络（2018 年）

两个人工智能（Artificial Intelligence，AI）系统可以通过相互对抗来创造超级真实的原创图像或声音，而在此之前，机器从未有这种能力。这给机器带来一种类似想象力的能力，因此可能让它们变得不再那么依赖人类，但也把它们变成了一种能力惊人的数字造假工具。

人工智能识别物体的能力已经越来越强了，给它看一百万张图片，它就可以用惊人的准确度来告诉你究竟哪张里面有个行人在过马路。但是 AI 几乎不可能独自生成行人的图片。如果它可以实现这一点，它将可以创造大量看似真实的合成图片，把行人放在各种环境下，自动驾驶系统或许足不出户就能使用这些图片进行驾驶汽车训练。2014 年，当时还是蒙特利尔大学博士生的伊恩·古德费洛（Ian Goodfellow）在酒吧里与友人进行学术辩论时，突然想到了这个问题的答案：这种名为"对抗式生成网络"（GAN）的手段会使用两个神经网络，即生成网络和判别网络（一种简化人脑数学模型，是现代机器学习基石），这两个网络会使用同一个数据集进行训练，像数字版的"猫捉老鼠"在游戏中相互拼杀。

生成网络的任务就是依照所见过的图片来生成新的图片，比如生成一个多长一条手臂的行人。而判别网络的任务则是判断它所见的图片是否与训练时的图片相似，还是由生成模型创造出来的"假货"，比如，判断那个长着三个手臂的人有没有可能是真的？慢慢地，生成网络创造图片的能力会强到无法被判别网络识破的程度。基本上经过训练之后，生成网络学会了识别并创造看起来十分真实的行人图片。这项技术已经成为在过去十年最具潜力的人工智能突破，帮助机器产生甚至可以欺骗人类的成果。

伊恩·古德费洛发明出 GAN 后，吸引了诸多的机构及企业开始研究。在中国，部分学术机构致力于研究 GAN 理论的进一步改良及优化，像中科院自动化所研究人员受人类视觉识别过程启发，提出了双路径 GAN（TP-GAN），用于正面人脸图像合成；而商汤科技—香港中大联合实验室在国际学术大会上发表了多项GAN 相关研究成果。中国企业界则是更倾向于把技术应用在服务中，相关案例不胜枚举，比如百度、科大讯飞、阿里巴巴等。

20. 基因占卜（2018 年）

大规模基因研究将让科学家能够预测普通疾病及人格特征。科学家们现在可以利用人的基因组数据预测患心脏病或乳腺癌的概率，甚至人的智商也能被预测。基于 DNA 的预测技术，可能公共健康领域将会是下一个重大突破，但它将增加歧视的风险。

将来有一天，婴儿出生时就会收到一份 DNA 检测报告。这些报告将提供婴儿患心脏病或癌症的概率、是否对烟草上瘾，以及是否比一般人更聪明的预测。由于大型基因研究（部分研究涉及人数超过 100 万人）的开展以及科学的进步，这样的报告很快就会从概念变成现实。

事实证明，最常见的疾病和人们的许多行为和特征，包括智力水平，都不是一个或几个基因影响的结果，而是许多基因作用的结果。利用正在进行的大型基因研究的数据，科学家们正在创造他们所谓的"多基因风险评分"指标。

尽管新的 DNA 测试只是提供了概率推断，而不是直接得出诊断结论，但依然可以极大地造福医学的发展。例如，如果那些患乳腺癌几率高的女性做更多的乳房 X 线检查，而患病概率低的女性做更少的乳房 X 线检查，那么这些检查可能会发现更多真正罹患癌症的患者，也能降低假警报发生的概率。制药公司还可以在针对阿尔茨海默病或心脏病等疾病的预防性药物的临床试验中使用这些分数指标，通过挑选患病风险更高的志愿者，可以更准确地测试药物的效果。

问题是，这些预测远非完美。谁愿意知道他们未来可能会患上阿尔茨海默症？如果癌症风险指标得分低的人推迟接受筛查，然后又患上癌症怎么办？多基因检查指标评分也存在其他争议，因为它们几乎可以预测任何个体特征，不仅仅是疾病。例如，我们现在可能只能预测一个人在智商测试中表现的 10%，随着评分技术的提升，基于 DNA 的智商预测很可能会成为常态。基因组学的科研进展结合大规模临床研究，使科学家看到了基因预测未来的曙光。

二、人工智能与医学

1. IBM 超级计算机沃森与医疗

沃森通过认知计算能力，从病人病历和丰富的研究资料库中寻找资料，为临床医生提供有价值的见解，从而帮助医护人员找到最有效的治疗方案。现今沃森的认知能力越来越智能。来自美国北卡罗林那大学医学院的人类专家让沃森分析诊断了超过 1000 例癌症病例，结果发现，在超过 99% 的病例中，沃森给出了和人类肿瘤科专家一样的治疗方案。不仅如此，因为能在数分钟内就阅读并消化数千篇文件，沃森还针对 30% 的病例给出了人类专家都没想到的备选治疗方案。沃森超级计算机强大的处理能力让它可以把所有研究论文、临床实例整合吸收，仅凭这一点，它大概就比绝大多数人类医生"靠谱"了。并且它还具备自然语言翻译能力，可以把自己的"想法"通俗易懂地表达出来——这让它更可能成为称职的医生。目前，IBM 正在和医学实验室 Quest Diagnostics 合作，提供云端存储的基因测序和诊断分析数据，世界各地的专科医师都可以获取这些信息以提高治疗水平。2015 年，IBM 推出了一个新的认知计算机健康平台——Watson Healthcare Cloud，与生物制药公司诺和诺德以及强生等公司已达成了合作关系。

沃森充分证明了超级计算机的治病水准，正悄悄地超过人类最有经验的专家。目前 IBM、麻省理工学院（Massachusetts Institute of Technology，MIT）和哈佛大学（Harvard University）发起计划：用人工智能研究癌症。IBM 和 MIT 以及哈佛大学发起了一项新的为期 5 年、投资 5000 万美元的癌症基因组计划，对数千个抗药肿瘤进行研究，并利用沃森强大的计算和机器学习能力帮助理解癌症如何对药物产生耐药性。

IBM 和奎斯特诊断公司发起了"沃森基因组学"研究。这是沃森在基因组学领域的最新应用，将认知计算同肿瘤基因组测序结合起来。科研人员利用沃森研究匿名病人的数据，以更好地理解癌症耐药性背后的分子机理，解决癌症基因组学面临的挑战并提出新的解决方案，促进个性化医疗的发展。

2. 新的机器学习系统应用医学研究

目前，科学家共发现了大约 1100 种能够穿透细菌细胞膜的抗菌肽，而这些抗菌肽编码基因中的大多数拥有大相径庭的序列特异性。继 IBM 沃森之后，近期，来自美国伊利诺斯大学的研究人员开发了一种新的机器学习系统，这种机器学习系统可以基于跨膜肽的物理化学性质发现并设计新的阿尔法螺旋跨膜活性结构。"在这项研究中，我们将一种分类器形机器学习系统训练成为一种支持向量机（SVM），这种支持向量机可以对不同蛋白结构的穿膜结构活性进行识别并通过实验对跨膜肽的几何结构、合成过程和特征进行校对。"伊利诺斯大学材料科学和工程学副教授安德鲁·弗格森（Andrew Ferguson）表示："我们不仅使用机器学习技术发现新的穿膜肽，我们同时应用这种技术基于先前已知的功能来辨析已知穿膜肽的穿膜活性，帮助我们在未发现穿膜肽的其他肽家族中寻找新的穿膜肽。""将药物导入细胞对于许多疾病的治疗都具有重要的意义，基于此，我们认为这种新型的穿膜肽寻找和开发系统对于包括癌症免疫治疗、基因治疗在内多种临床生物治疗技术的发展和进步具有重要的意义。"

"这项机器学习研究为我们带来的并不仅只有基于序列的穿膜肽分类与新型穿膜肽的发现，除了穿膜肽之外，我们可以通过这个分类系统对包括神经肽、病毒融合蛋白、形态发生肽和淀粉样变性肽等多种多肽的结构或对未知肽进行鉴定。"该研究的主要作者 UCLA 生物工程系教授 Gerard Wong 博士表示。

3.AlphaGo 与医疗

2016 年，谷歌宣布创造出 AlphaGo 的 Google DeepMind 实验室将进军医疗技术领域。该实验室成立了 DeepMind Health 团队，并与英国伦敦帝国理工学院和伦敦皇家自由医院展开合作。他们推出了一款名为 Streams 的移动端应用程序，医疗人员可以利用 Streams 更快地观察到医疗结果。这并不是 DeepMind 着手处理的唯一一项和健康相关的项目，该公司也在运用机器学习途径帮助伦敦大学学院附属医院（University College Hospital）简化放射治疗，帮助莫菲尔眼科医院（Moorfields Eye Hospital）辨认视力退化的早期特征。

4. 通过 AI（人工智能）抢救病人

2016 年，日本报道了本国第一起通过 AI 抢救病人的案例。在这个案例中，AI 完败一群经验丰富的人类医生，确诊了一位女性患者的罕见白血病种类。它仅花了 10 分钟时间比对了患者的基因信息和 2000 万份临床肿瘤学研究数据，完成了这个性命攸关的确诊。日益增长的医疗数据、更强劲的电脑、更智能的算法，都预示着未来在医疗科学领域，AI 会成为人类医生的助手。

5. "细胞地图" 项目

2016 年 9 月，脸书创始人马克·艾略特·扎克伯格（Mark Elliot Zuckerberg）和妻子普莉希拉·陈（Priscilla Chen）宣布，10 年内捐资 30 亿美元帮助科研人员攻克各种难以治愈的疾病。这一举措使他们成为继霍华德·休斯医学研究所之后第二大私人基础生物学研究投资方。据麻省理工学院《技术评论》杂志网站报道，这一宏伟的医学目标启动了首个项目：出资 6 亿美元创建一家全新的 "生物中心"（BioHob），帮助绘制人类 "细胞地图"。利用 "细胞地图" 对免疫系统在抗癌过程中的细胞变化和调适进行分类并整理成目录，将成为下一代针对免疫系统的癌症疗法新资源。

哈佛大学分子生物学家埃文·马库斯库（Evan Makusiku）认为，"细胞地图"已经成为生物学研究中最热门的领域。为了获得这些研究产生的大规模数据，必须使用一种技术来探测每个细胞会制造出哪些蛋白质，这些可充当 "分子指纹" 的蛋白质已经引领科学家发现了视网膜和人脑内许多全新细胞类型。

马库斯库开发出的一种方法，能将单个细胞检测成本降低到 17 美分。雷格夫和英国桑格研究院的萨拉·泰克曼（Sala Taikeman）还成立了一个名为"国际人类细胞地图共同体"的组织，帮助制药企业和科研人员找到治愈疾病的全新方法。

三、医学领域的智能机器人

1. 抽血机器人

Veebot 是普林斯顿机械工程学系的学生哈里斯（Richard Harris）从大三就开始制造的一台机器人，只要将手臂伸进去，一分钟后机器就可以抽好血，精准度与护理人员差不多。目前，Veebot 的抽血精确度达到 83%，基本与医护人员相同，哈里斯希望能将精确度提升到 90%。但是这项技术并没有在临床上运用。

2. 手术机器人

达·芬奇机器人手术系统（Da Vinci Surgical System）以麻省理工学院研发的机器人外科手术技术为基础。Intuitive Surgical 公司与 IBM、麻省理工学院和 Heartport 公司联手对达·芬奇机器人手术系统进行了进一步开发。美国 FDA 是国际医疗审核的权威机构，已经批准将达·芬奇机器人手术系统用于成人和儿童的普通外科、胸外科、泌尿外科、妇产科、头颈外科以及心脏手术。达·芬奇机器人手术系统是一种高级机器人平台，其设计的理念是通过使用微创的方法，实施复杂的外科手术。达·芬奇机器人由外科医生控制台、床旁机械臂系统和成像系统三部分组成。早在 2006 年，中国人民解放军总医院就引进了国内的第一台达·芬奇手术机器人。随着技术的进步，越来越智能的机器人必将出现，实施手术也将只是它们的一个小小功用。

3. 远程医疗机器人

医疗资源短缺是一个全球性的问题。据世界卫生组织评估，医生、护士和其他医务工作者的数量在全球范围内有 430 万人的缺口。与此同时，对于医疗资源的需求却在逐渐上升，如现代疾病（如糖尿病和肥胖）的患病率升高、逐渐步入的老年性社会也需要越来越多的医疗资源。在这样的形势下，会有越来越多的诊所配备远程医疗机器人，机器人参与医疗过程将变得越来越普遍。世界上第一台远程手术是由一个拥有完整的手术器械、名为"宙斯"的机器人系统完成的。

4. 康复机器人

华盛顿大学开发的 7 个自由度的上肢康复机器人 CNDEN-7，可以实现肩部的伸 / 屈、旋内 / 外、大臂旋转、肘屈 / 伸、前臂转动、腕关节屈 / 伸、外展 / 内敛等；瑞士皇家理工学院与苏黎世大学的巴尔吉斯特（Balgrist）附属医院合作开发的 6 个自由度的上肢康复机器人 ARMin，能够实现整机的上下平动、肩旋内 / 外、大臂转动、肘屈 / 伸、肩部屈 / 伸、前臂转动等运动。

5. 医疗设备运输无人机

无人机初创公司 Zipline 国际公司是一家硅谷创业公司，通过无人机为卢旺达病人提供药品和血液，并计划将其业务扩大到其他国家。2016 年 9 月，世界最大的航运公司 UPS 完成一项医疗用品运输试飞，把医疗用品从两个相隔大约 3000 米且不通汽车的地方进行输送。

四、虚拟现实与医学

1. 虚拟现实与医学培训

虚拟现实（Virtual Reality，VR）技术不仅可以为医生提供大规模微创手术练习，还可以帮助他们克服对敏感感官不适的心理障碍。美国加州健康科学西部大学（波莫纳）开设了一个虚拟现实学习中心，该中心拥有四种 VR 技术——zSpace 显示屏、Anato-mage 虚拟解剖台、Qculus Rift 和 iPad 上的斯坦福大学解剖模型，旨在帮助学生利用 VR 学习牙科、骨科、兽医、物理治疗和护理等知识。中国台湾柯惠医疗临床培训中心也在利用计算机和专业软件构造，提供 VR 医疗培训。

2. VR 与心理疾病

心理疾病是一个杀人于无形的凶手，目前呈现出向低龄化蔓延的趋势。虚拟现实可能会成为这个问题的解决方案之一。斯坦福研究人员正试验利用谷歌眼镜帮助自闭症儿童分辨和识别不同情绪，以此让他们掌握互动技能。英国纽卡斯特大学（Newcastle University）也在《公共科学图书馆：综合》（*Plos One*）上发布研究，称他们正在利用"蓝屋"（Blue Room）系统将 VR 用于治疗心理恐惧，帮助患者重返正常生活。

3. VR 与患者恢复

虚拟现实的 Magic Leap 眼镜将配备可以识别用户位置的系统，能将用户移动的位置随时上传数据到云端。通过这种方式，任何虚拟内容都可以适配当前环境，与用户形成互动。

4. VR 与缓解疼痛

有些疾病的治疗过程非常痛苦。例如，对烧伤患者来说，每次换药都是一种煎熬。美国罗耀拉大学医院利用一个名为"SnowWorld"的 VR 游戏来缓解烧伤病人的伤痛。这个虚拟的冰雪世界有冰冷的河流和瀑布，还有雪人和企鹅。患者可以飞跃冰雪覆盖的峡谷或者投掷雪球，此时他们的注意力完全集中于冰雪世界，无暇顾及伤痛。

5. VR 与辅助手术

虚拟现实在手术中也可以发挥巨大作用。心脏病专家借助谷歌眼镜疏通了一位 49 岁男患者阻塞的右冠状动脉。冠状动脉成像和三维数据呈现在谷歌眼镜的显示器上，根据这些图像，医生可以方便地将血液导流到动脉。VR 的介入提高了操作的效率和舒适度。

6. VR 与幻肢痛

截肢病人通常要忍受幻肢痛的烦恼，这一病症尚无有效疗法，但医学杂志《神经科学前沿》（*Frontiers in Neuroscience*）介绍了一种新的虚拟现实疗法。患者只需要戴上头戴式耳机和传感器，即可进入虚拟现实世界，此时他们不仅可以感受到自己肢体的存在，还能控制虚拟肢体完成特定动作。

7. VR 与创伤后压力心理障碍症

VR 可以缓解创伤后压力心理障碍症（Post-traumatic Stress Disorder, PTSD）。PTSD 在曾经参战士兵身上尤为普遍，而虚拟现实将会让 PTSD 患者暴露于这些创伤之中，其效果令人惊喜。全能战士（Full Spectrum Warrior）模拟了伊拉克战争，让士兵重温战场记忆，从而克服这些创伤。

五、大数据与医学

大数据在医学上的一些常见运用包括：①分析电子病历。医生共享电子病历可以收集和分析数据，寻找能够降低医疗成本的方法。②分析医院系统。例如，对儿科病房医疗设备的统合分析可以更早地识别潜在的婴儿感染趋势。③管理数据用于公共健康研究。例如，美国疾病控制与预防中心（Centers for Disease

Control，CDC）一直利用大数据对抗埃博拉病毒和其他流行病。④循证医学。通过循证医学，医生可以将病人的症状与庞大的患者数据库进行比对，从而更快地做出准确诊断。

1. 大数据与"4P"医学

"4P"医学是一种认识健康与疾病等医学问题的思维方式，是一种理念。主要包括预测性（Predictive）、预防性（Preventive）、个性化（Personalized）和参与性（Participatory）四项内容。该理念由美国科学院、工程院和医学院三院院士，美国总统科学顾问，美国系统生物与研究所所长莱诺伊·胡德（Leroy Hood）和时任中国卫生部部长的陈竺院士共同提出，它更加强调人的主动性，倡导"预防重于治疗"。胡德院士于2010年创立了美国"4P"医学研究院，作为胡德院士的博士后，胡志远教授回国后创立了北京"4P"健康研究院。

2. "返老还童"的动物实验

来自索尔克研究所（Salk Institute）的研究人员通过细胞重编程让衰老的小鼠重获了青春。除此之外，小鼠的寿命延长了1/3，这是活体动物中的首例。

随着现代社会的发展，人们活得"越来越长"，而发生与衰老有关疾病的风险也在逐渐上升。近10年来的研究向我们展示了细胞的发育过程并不是单向的，它们可以通过重编程恢复具有多能性的"胚胎样状态"。这给了美国索尔克研究所的首席研究员Juan Carlos Izpisúa Belmonte教授灵感，认为Oct4，Sox2，Klf4和c-Myc（OSKM）这4个转录因子能让成熟细胞回到初始的干细胞状态，但是完全回归干细胞状态容易引起癌变，而且大量成熟细胞回到干细胞状态还会导致器官衰竭，那么如果减少一些量，是不是就能让细胞"倒退几步但又不回到起点"呢？如果可以的话，那是不是又说明生物也可以通过这种方式变年轻呢？Juan Carlos Lzpisua Belmonte教授带着他的团队开始了研究。结果显示，皮肤细胞仍然是皮肤细胞，但衰老的状态真的得到了逆转。受此体外实验成功的鼓舞，研究人员接着对这些小鼠进行了OSKM的注射，这一次，奇迹又出现了。对比未受任何处理的空白对照组早衰小鼠，它们的心血管和其他器官的功能都得到了显著的改善，而且寿命延长了1/3。并且，多能干细胞（iPSCs）中最让人担心的引发肿瘤的情况也没有出现。除了小鼠外，他们还在实验室中对人类的早衰模型细胞进行了同样的OSKM短期诱导，也如预期的一样，观察到了衰老状态的逆转。

2016 年华西医院开展了全球首例规律间隔的短回文重复序列（Clustered Regularly Interspaced Short Palindromic Repeats，CRISPR）人体试验 ①，研究人员利用 CRISPR-Cas9 基因敲除技术对一位非小细胞肺癌患者的免疫细胞进行了"基因编辑"。

六、精准医学

精准医学是一种基于数据、算法和精准分子工具的新型医疗形式，它将人们对医疗的关注点从识别症状转移到了解并治疗疾病机制，另外，精准医学还侧重于环境和社会因素对健康的影响。图特基因组学公司（Tute Genomics）基因数据库为大众提供基因测序服务，根据受试者的基因信息对受试者的健康信息进行预测，其拥有一个大型基因数据库，合并了超过 200 个数据源，因此能在基因组注释方面提供最为综合的数据信息。

1. 精准医疗与癌症

迄今为止，癌症的治疗方法都是根据癌症的种类对每一位患者使用同样的药物。日本目前推进的新治疗法是"最新治疗药 + 精密医疗"。具体的方法是从病灶上抽取癌细胞，进行遗传因子的分析，找出异变的遗传因子；根据异变的遗传因子，找到对抗这一种异变遗传因子的特殊药物。日本广播协会（Nippon Hoso Kyokai，NHK）介绍说，拿肺癌治疗来说，迄今为止的治疗法，实际效果只有 30%，但是使用新的治疗法后，效果提高到了 70%。

2. 新生儿重症监护病房 + 精准医疗

新生儿中 1% 有一些疾病，新生儿重症监护病房（Newborn Intensive Care Unit，NICU）中接收的不乏一些问题十分严重的，而这其中有些孩子会痊愈，有些孩子则会越来越糟，即使对症治疗，依然收不到好的效果，究其根本和遗传基因有关。过去，医生只能凭经验和病症去判断孩子得了什么疾病，当出生缺陷越来越多，甚至出现一些罕见疾病时，该怎么办？这就需要精准医疗来"开路"。

3. 化疗与基因检测

随着基因检测数据的不断积累，基因检测结果在癌症治疗决策中的作用逐渐

---

① Nature 公布华西医院全球首例 CRISPR 最新进程：人体试验已经开始 [EB/OL]. (2016-11-16) [2019-02-25]. http://www.sohu.com/a/119146881_126503.

显现。葡萄牙里斯本 Champalimand 临床中心的法蒂玛·卡多佐（Fatima Cardoso）博士等人对近 7000 位早期乳腺癌患者的 70 个乳腺癌相关基因进行了检测。经过 5 年的随访，卡多佐博士认为，通过基因检测可以鉴别不需要接受化疗的高临床风险——早期乳腺癌患者，可以在很多情况下帮助患者避免不必要的化疗。

4. 脑肿瘤实现精准手术

美国费城医学院新开展的一项临床研究成功实现了荧光染料技术在脑肿瘤手术中的应用。这种荧光染料技术由费城精准手术中心的外科医生开发，最早用于肺癌的辅助治疗。现在这种技术实现了对脑肿瘤的实时标记，可以帮助外科医生在手术过程中更好地区分病人的健康组织和癌变组织。

费城大学的荧光显色技术基于可注射荧光染料在脑肿瘤组织中相对于正常组织更多的沉积，这种技术在某种程度上可以改变上述脑肿瘤手术过程中所面对的窘迫状况。费城宾夕法尼亚大学佩雷尔曼（Perel man）医学院约翰·李（John Yk，Lee）博士表示："荧光染料将手术的可视化引向了一个新的层次，这项技术具有实时成像和鉴定疾病的潜力。更重要的是，这项技术还能更好地帮助临床脑肿瘤外科医生鉴别肿瘤组织和正常组织之间存在的边界，帮助我们更加精准地切除病人脑肿瘤。"这项技术还将进一步造福于更多的临床医生和实体瘤患者，帮助医生更好地完成癌症的早期检测工作并取得更好的治疗效果。

七、慢性病大数据系统

1. 就医 160 患者随访管理系统

常见的慢性病有糖尿病、痛风、心脏病、高血压、肝硬化等。慢性病患者在就诊过程中往往面临治疗周期长、多次就诊的问题，从而可能出现一个患者找多家医院多名医生治疗一种病的情况，导致治疗方案不统一、治疗信息混乱的问题。就医 160 患者随访管理系统则解决了这一难题。

该系统通过专业的管理方案涵盖患者就医全程，在患者第一次就诊时就在系统内生成患者档案，患者档案包括患者治疗方案、患者管理方案，并支持医生电话随访、患者复诊提醒和复诊预约。通过患者档案可以积累患者就诊数据，当患者因特殊情况需要换医院或者医生时，其患者档案中的医疗历史数据将成为诊疗的重要参考，解决了慢性病治疗次数多带来的医疗数据管理混乱问题，为治疗提供准确的数据支持。

2. 利用语音诊断心脏病

科学家认为，人们的健康和发出的声音息息相关。如果身体上或心理上出现了问题，那么发出的声音可能会变得纤细，或说话带有鼻音，或者言语更加粗暴，又或者发出的声音会伴随着人耳难以区分的"颤抖"。

语音技术是这两年资本市场和巨头公司追逐的宠儿。位于波士顿的 Sonde Health 公司通过分析语音特征来诊断疾病，如抑郁症、脑震荡、认知障碍、帕金森症等神经系统疾病。现在，语音识别技术在健康医疗领域又有重大突破。梅奥诊所与以色列语音分析公司 Beyond Verbal 合作的研究发现，13 个语音特征和冠心病存在相关性，其中一个语音特征会增加冠心病 19 倍的发生概率。这意味着在未来的某一天，医生可以使用语音分析的软件作为一种无创、辅助诊断工具。

第二节　蓬勃发展的大健康产业

中华人民共和国成立后特别是改革开放以来，我国健康领域改革发展成就显著，人民健康水平不断提高。同时，我国也面临着工业化、城镇化、人口老龄化以及疾病谱、生态环境、生活方式不断变化等带来的新挑战，需要统筹解决关系人民健康的重大和长远问题。据权威专家预测，财富经历了土地革命、工业革命、商业革命和网络革命之后，即将到来的第五波将会是营养保健食品的革命。美国著名的经济学家保罗·皮尔兹（Paul Pilzer）的专著《财富第五波》^①，提供了环绕保健产业的食品、医疗、金融保险、物流，甚至投资保健产业的脉络和致富之道，阐明了生产者、销售商、经销商，甚至银行家、律师、会计师、保险经纪人等都可以创造无限的保健财富。

人们对健康的追求已经超越过去任何时代，在人们消费结构的不断升级、国内二胎政策放开、老龄化社会的到来等几大趋势共同聚力之下，未来将会有大量消费需求集中爆发。保罗·皮尔兹在《财富第五波》中对保健产业的定义如下：疾病事业，是指事后对罹患一般病痛到恶性肿瘤的病人所提供的产品和服务，目的不外乎治疗疾病的症状或治愈疾病；保健事业，是指事前对健康人们（没有疾病缠身）所提供的产品和服务，让他们更健康、健美，并延缓老化现象或防患疾病于未然。所以说，保健事业是主动积极的产业。人们心甘情愿成为顾客，想要更健康、降低老化的现象和避免成为疾病事业的顾客。每个人

---

① 保罗·皮尔兹.财富第五波［M］.路卫军，庄乐坤，译.北京：中国社会科学出版社，2018.

都希望预防胜于治疗，成为保健客户。随着科技的发展，新技术的研发使用给保健行业带来了革命性的改变。不管是在中国，还是在全球，健康产业已成为越来越热门的产业。随着社会发展和人们生活水平的普遍提高，以及人类生活方式的改变，健康产品的总需求急剧增加。以生物技术和生命科学为先导，涵盖医疗卫生、营养保健、健身休闲等健康服务功能的健康产业成为 21 世纪引导全球经济发展和社会进步的重要产业。阿里巴巴集团创始人马云曾说过："下一个能超过我的人，一定出现在健康产业里，中国未来最赚钱的产业 ——大健康产业。"尤其是近十年来大健康产业发展迅猛，自 2013 年国务院颁发了《关于促进健康服务业发展的若干意见》后，围绕健康服务业发展、健康服务业体系建设和大健康产业集群的打造开展了形式多样的探索与实践。21 世纪将是一个大健康产业获得极大发展的时代，为人们提供健康生活解决方案，这才是大健康产业最大的商机。

曾经，大多数人的共识是，医药事业将是 21 世纪的黄金行业。如果把整个大健康产业比作海上的一座冰山，那么，治病救人的医药事业其实只是浮在海面上的冰山一角，而治未病的保健事业尚且沉在水面下的部分大得更加惊人。我国的众多医药企业虽然还没有找到真正的突破之路，但大多已经开始反思，谋求转型。无疑，大健康产业是 21 世纪经济的核心产业，是其他产业突破困局的催化剂，就像网络对各行业的影响一样巨大。日本等国已经将大健康产业列为重点投资对象。保罗·皮尔兹在《财富第五波》一书中曾预言，健康产业将成为继 IT 产业之后的全球"财富第五波"，美国未来几年的健康产业年产值将达 1 万亿美元。

从健康消费需求和服务提供模式的角度出发，健康产业可分为医疗性和非医疗性健康服务两大类，并形成四大基本产业群体，即以医疗服务机构为主体的医疗产业；以药品、医疗器械以及其他医疗耗材产销为主体的医药产业；以保健食品、健康产品产销为主体的传统保健品产业；以个性化健康检测评估、咨询服务、调理康复和保障促进等为主体的健康管理服务产业。医疗产业、医药产业对于消费者而言多是被动消费，偏重于治疗；健康管理服务产业则是主动消费，偏重于预防；保健品产业介于两者之间。大健康产业涵盖的领域很广，其产品领域包括医药产品、生物产品、化妆品、保健（功能）食品、绿色食品、器械以及与健康有关的其他全部产品等。健康产业直接关系到人的生命与健康，是 21 世纪的核心产业，科技部提出要大力发展大健康产业，积极创立大健康产业化基地，鼓励和支持大健康产业的创新和科技进步。

一、健康产业的发展现状

1. 国际上的发展

发达国家的经验表明，健康产业在国民经济中的地位体现了社会经济发展的先进程度，健康产业在发达国家已经成为带动整个国民经济增长的强大动力，其增加值占 GDP 比重超过 15%。发达国家对健康产业的重视使健康产业的投资一直处于活跃期。由于健康产业的增长速度几乎超过了世界上每个国家的 GDP 增速，而且其行业的周期性较弱，具有较强的应对经济变化的能力，比如全球仅抗肿瘤药物的年销售额就高达 400 多亿美元，因此稳定的发展和良好的经济效应使健康产业成了世界经济的助推器。

美国经济学家预测，到 2020 年，美国的医疗健康产业将占到美国经济的 25%。美国前总统奥巴马把投资医疗健康产业看作是保留或创造新就业岗位的重点行业，将其重要性仅排在新能源产业之后。德国政府于 2009 年 1 月批准了 500 亿欧元的经济刺激计划，而医疗健康产业和教育领域成为重点投资方向。发达国家的健康产业一直对高端科技创新极度重视并予以大量投入，技术的领先优势也使得发达国家的健康产业，尤其是医药和保健品行业一直是全球市场的主导角色。

2. 国内的发展

受到社会历史发展因素的影响，我国的现代健康产业起步较晚，现代化程度比较低，虽然健康产业企业很多，但规模都比较小，技术能力也相对薄弱。改革开放以来，国民经济保持了快速发展的强劲势头，如 2010 年，我国预防保健方面的健康产业总产值已超过 5000 亿元规模，其中保健食品约 1300 亿元，保健用品约 3000 亿元。[①] 而全国卫生总费用也在逐年增加，2013—2017 年，全国财政医疗卫生累计支出 59502 亿元，年均增幅 11.7%，比同期全国财政支出增幅高出 2 个百

---

① 第十一届中国国际健康产业博览会将举行［EB/OL］.（2011-03-22）［2019-02-25］.http://city.china.com.cn/index.php？a=show&c=index&catid=26&id=22198093&m=content.

分点。其中，2017 年全国财政医疗卫生支出 14451 亿元，较 2013 年增加 5156 亿元，增长 55.5%。

但相比之下，我国的健康产业和对健康产业的管理则相对滞后或刚刚起步，不能适应或跟不上我国现阶段国民经济和社会发展的形势和要求。目前影响中国健康产业发展主要有五大问题：一是低水平重复生产严重；二是过分依赖广告促销；三是产品开发力量薄弱，较少经过严密的科学论证；四是难以面对国外企业的竞争；五是产业法规不完善。

因此，为支持健康产业科学合理的发展，需要通过调整管理模式对其进行干预，充分发挥网络和新媒体技术的优势，加快信息化建设，重视信息技术与标准化建设，规范社会管理模式，整合社会各方面资源，为健康产业发展提供支撑，促进健康产业的发展。

二、健康产业的发展特点

1. 党和各级政府高度重视大健康产业

建设健康中国战略推进了大健康产业的蓬勃发展，各级党和政府高度重视，国内专家学者纷纷结合各地实际提出积极对策和建议。围绕上海建设具有全球影响力科技创新中心的要求，薛霞和王建平[1] 提出上海健康产业发展的相关建议：加强科学规划与政策引导，推进健康大数据平台建设，打造完整的产业链，推动健康产业人才队伍建设。深圳市 2013 年出台了《深圳市生命健康产业发展规划（2013—2020 年）》，明确提出在未来建成全球重要的健康产业基地、国内知名的健康管理和养生休闲服务中心。郭艳华等[2] 提出要以发展医疗产业、医药产业、保健品产业和健康管理服务产业为重点，以发展健康产业提升广州产业竞争力为宗旨，构建起与"幸福广州"相适应的健康产业体系，并提出了广州发展健康产业的四条政策建议，即创新体制机制，建立健全健康城营运架构；实施积极财税

---

[1] 薛霞，王建平.上海健康产业发展态势及对策研究 [J].中国卫生经济，2016（3）：33-35.

[2] 郭艳华，阮晓波，周晓津.广州发展健康产业的思路与对策建议 [J].广东科技，2014（5）：50-55.

金融政策，激活健康产业发展动力；大力引荐高端人才，落实各项人才政策；打造公共服务平台，落实相关资源配套等。孙海涛[①] 分析了辽宁省健康产业发展的四大机遇与面临的三大挑战，提出了发展辽宁省健康产业的四大主要对策，即不断转变发展理念、坚持走特色发展道路、建立健全医疗保障制度体系、逐步加强和完善法制建设与社会管理。大健康产业巨大的发展前景已经成为全社会关注的热点。

2. 多企业快速融入大健康产业

随着国内公众自我保健意识的不断提高和大健康产业突飞猛进的发展态势，众多企业纷纷押宝或跨界大健康产业。国内一些知名传统健康产业积极实施大健康产业发展战略，很多企业已从发展战略产品层面上升到了产业层面，赚得"盆满钵盈"。

如云南白药依托现有核心业务板块，通过内生式增长强化以白药为主的产品延伸，辅以特色药品市场开发，拓展发展空间。同时在产业的上下游通过对外合作、兼并收购等外延式发展道路上，借助外围研发创新能力较强的科研院所以及先进的现代新兴生物技术，从养生会所、健康管理及服务、休闲度假、茶产业整合发展、高端特色专科诊疗、健康产品制造（保健品、保健食品、日化产品）等方面谋划完成云南白药大健康产业布局。随着养元青洗发水、千草堂沐浴素、瑶浴系列洗护品、采之汲面膜等产品的成功推出，云南白药形成了中药提取物、中药保健品、中药日用品、中药化妆品等系列化产品，产业链越拉越长，跨界之路越走越宽。云南白药"天颐茶源"临沧茶庄项目的建成，更是一个高起点、多功能、国际化，与当地民族特色和茶文化高度结合，融健康与养生为一体、兼具接待功能的国际养生庄园式会所，也是云南白药大健康理念融入现代生活，通过休闲养生元素的植入打造高端养生庄园会所的开端。

泰康人寿近年来也积极探索保险与医疗、养老融合的创新模式，与天士力控股集团签署战略合作协议，成立"天士力大健康产业基金"，投资大健康产业。其投资领域主要包括医养结合型的养老服务机构；与制药产业有关的医疗设备公司、医疗器械公司、重大疾病诊断公司；相关中药材加工和商贸企业，某些具备品牌

---

① 孙海涛.辽宁省健康产业发展的机遇挑战及对策研究［J］.中国市场，2014（11）：121–124.

优势的健康保健品和功能性食品企业等。

另一方面，许多外围企业也纷纷入局。商业巨头阿里巴巴集团投资 10 亿元开办"阿里健康"，在医院端，入股恒生电子旗下互联网医疗子公司恒生芸泰、战略投资华康医疗、搭建支付宝未来医院；在健康管理端，战略投资了 U 医 U 药 ①、寻医问药网等；在智能设备端，大刀阔斧地与上市医疗医药公司合作，包括在智能移动医疗设备方面与鱼跃科技合作；在医疗影像领域，入股华润万东，与迪安诊断在体检检测领域战略合作；医药 O2O 领域，以天猫医药馆、阿里健康 APP 为核心，与卫宁健康共同探索处方流通，与医药商业公司白云山合作。

与此同时，小米、腾讯、百度纷纷利用自己的资源开始探索大健康产业。自 2012 年开始，依托微信等众多产品，腾讯持续、积极布局"互联网医疗"领域，先后在全国数千家医院推出了微信预约挂号、缴费、候诊等服务。目前，腾讯已经通过自建、合作、投资三种手段连接了患者、医生、医院这三大医疗主体，并布局了慢性病管理、智慧医院、在线问诊、智能硬件、医美、运动健身、基因检测、保险、医生社区、护理、大数据、急救、医疗服务、众筹公益 14 个医疗服务细分领域，试图介入大健康领域的各个环节。

2017 年 8 月，万达宣布成立大健康集团，拟斥资 1440 亿元用轻资产模式布局医疗。9 月，华润置地与同属华润集团旗下的凤凰医疗签订战略合作协议，大规模布局医疗、养老和大健康产业。此外，如恒大、万科、保利、碧桂园等巨头不甘人后，纷纷通过自建或投资并购、跨界合作等形式杀入这片新战场。

3. 多行业逐渐融入大健康产业

大健康是根据时代发展、社会需求与疾病谱的改变提出的一种全局的理念，围绕着人的衣食住行以及人的生老病死，关注各类影响健康的危险因素和误区，提倡自我健康管理，是在对生命全过程全面呵护的理念指导下提出来的。随着健康理念的延伸而形成的大健康产业则是与健康关联产业的集合，作为一种具有巨大市场潜力的新兴产业，吸纳了与健康相关的多行业融入大健康产业。从美国商务部相关经济调研数据来看，美国健康产业是仅次于制造业、服务业、

---

① 一款用打车软件模式提供医药服务的 APP，消费者可以通过这款手机软件在线下单，足不出户地购买常用药品。

金融保险业、房地产业的第五大产业，也是近十年来增速最快的产业。目前，我国已经有一些与健康紧密相关的行业开始尝试融入大健康产业中，如旅游业、休闲农业、生物医药产业、传统体育产业等。广西桂林提出了旅游型城市发展大健康产业的战略对策，以旅游推进大健康产业，提出"大健康、大旅游、大产业"的发展思路，构建以"医、康、养、健、智、学"为核心的大健康产业体系。云南省将生物医药和大健康产业进行融合，将生物医药和大健康产业列为八大重点产业之一，重点推进优质原料产业、生物医药工业、医疗健康服务业、生物医药商贸业四个领域产业发展，筹建生物医药大健康产业园。同时，大健康产业的迅猛发展为民族传统体育产业提供了良好的发展环境，极大推动了民族传统体育在健康旅游、大型文化活动、健康 APP 等方面的发展。

　　大健康产业涵盖医疗服务、药品、医疗器械、可穿戴健康设备、理疗、美容、保健食品、健康食品、体育休闲、健康检测、养生、健康家居、有机农业等众多行业，是继 IT 产业之后第五波经济浪潮新支撑，包括了医疗服务、医药保健产品、无公害种植与营养保健食品、休闲保健服务、医疗保健器械、健康咨询管理等多个与人类健康紧密相关的生产和服务领域。随着我国居民收入水平的不断提高，消费结构升级步伐的不断加快，人们对生活质量的要求日益提高，以及人口老龄化带来的健康服务需求增长，大健康产业将面临广阔的前景。

三、我国健康产业存在的问题

1. 健康产业体系不完善

　　我国健康产业现有的企业不少，但大多数规模较小，企业研发力量薄弱，缺乏对竞争力产品、核心技术、健康服务、传播路径等的系统整合，行业发展还比较混乱，从而现有的"体系"还不能称为产业。同时，缺乏与相关产业的信息共享，不能提供完整的健康解决方案，缺少有标准的商业化流程，这样的状况让消费者不能真正持久地拥有健康。不管是由于我国健康服务体系不完善，还是行业本身发展不成熟，最终导致我国现有的健康产业链没有得到有效地拓展，从而使健康产业发展过程中相关产业的相互促进作用并没有发挥出来。

2. 健康产业资源分布不均

一是城乡分布失衡。自改革开放以来，城乡发展一直都不在相同的层次上，经过这么多年的发展，城乡经济依然存在一定的差距。健康产业的发展同样无法摆脱这样的束缚，城乡居民不管是收入水平还是文化消费水平，都存在认识上的差异。同样，健康产业的优先发展地也考虑在城市，无论是设备还是人才，城市成了企业发展的资源聚集地。

二是区域分布失衡。我国西部开发政策已经实施多年，西部地区的经济发展确实有了较大的改善，不过相对原本就有一定经济基础的东、中部，西部的发展还是显得比较缓慢。对于健康产业来说，进入东部地区比进入西部地区要容易许多，这样的资源差异导致的不仅是健康服务水平的差距，更是人们对健康的重视程度有所差异。

3. 健康产业人力资源缺乏

随着人口老龄化的加速、慢性病患病率的上升以及人们延长寿命的愿望的日益强烈，健康服务业也开始向私人化、固定化拓展。今后家庭、医疗卫生部门等都需要健康专业人才，但国内有关的专业人才还相当缺乏。

《"健康中国2020"战略研究报告》中更是明确提出：要以增进健康为中心，更加重视转变服务模式；要坚持中西医并重，更加注重发挥中医药特色优势；要坚持人才优先发展战略，健全各级各类人才队伍建设规划体系。

近几年席卷全国的健康养生科普热，充分反映了当前群众对预防保健知识的迫切需求和健康教育人才的短缺，尤其是从事相关保健技能及综合咨询指导等的专业人才严重匮乏；同时，行业内部也缺乏权威、规范的岗位培训体系。据不完全统计，我国目前在社会上从事与健康产业相关工作的专兼职人员已达千万人以上，但他们之中的绝大多数人都未经过正规、系统的专业培训，目前的总体状况是数量庞大、水平不高、能力良莠不齐，以至于在从事相关咨询与指导等具体工作上很难达到应有的服务质量，这是一个重要和亟待解决的问题。①

---

① 时涛,刘迎迎.我国健康产业发展现状及提升策略研究［J］.现代商业,2014（17）:36–37.

第三节　健康服务业成为淘金热土

　　健康服务业是 21 世纪代表全球经济发展和社会进步的重要产业之一，目前在发达国家和地区发展较为成熟，已成为带动整个国民经济增长的巨大引擎。据美国国家科学基金会的统计数据显示，当前全球健康服务业附加值接近 20 年前的 10 倍，尤其从 2003 年开始，经历了爆发式发展，2010 年达到近 5.5 万亿美元。[①] 健康服务业包括医疗护理、康复保健、健身养生等众多领域，是现代服务业的重要内容和薄弱环节。2013 年国务院发布的《关于促进健康服务业发展的若干意见》指出：到 2020 年，要基本建立覆盖全生命周期、内涵丰富、结构合理的健康服务业体系，打造一批知名品牌和良性循环的健康服务产业集群，并形成一定的国际竞争力，健康服务业总规模达到 8 万亿元以上，成为推动经济社会持续发展的重要力量。2016 年 8 月 26 日，中央政治局召开会议，习近平主持并审议了《"健康中国 2030"规划纲要》，由中共中央、国务院于 2016 年 10 月 25 日印发并实施，是为推进健康中国建设，提高人民健康水平，根据党的十八届五中全会战略部署制定。《"健康中国 2030"规划纲要》指出，发展健康产业，优化多元办医格局，催生健康新产业、新业态、新模式，"到 2030 年，我国健康产业规模将显著扩大，健康服务业总规模将达 16 万亿元"。

　　健康产业覆盖多个领域，贯穿第一、第二、第三产业，产业链条长、附加值高、新业态多、吸纳就业能力强。我国持续深化"放管服"改革，优化社会办医政策措施，促进健康与养老、旅游、互联网、健身休闲、食品等融合发展，推动

---

　　① 吴晓隽，车春鹂，高汝熹.大都市健康服务业的产业结构与生态初探：基于纽约、波士顿的案例研究［J］.卫生经济研究，2014（8）：18-23.

医疗健康产业发展既有"为"又有"序"。健康服务业在空间分布上兼具网络化的平衡性和中心式的集聚性两种特点，大都市往往因其人口集聚、医疗资源丰富、技术力量雄厚，从而成为辐射半径较大的健康服务业的区域中心。美国是在健康医疗服务上投入最大的国家，2014 年健康服务的花费高达 2.9 万亿美元，尽管其医疗制度因花费大、效率低而备受诟病，但是健康服务业已形成了多种组织形式、覆盖各种细分市场的成熟产业生态，尤其在几个大都市更是形成了世界级的医疗中心。在中国，健康服务业是相对较新的概念，存在认识不足、市场化程度不高、发展相对缓慢等特点，面对不断提高的健康服务需求，尤其在大都市，这种结构性短缺日益突出。

一、健康服务业的发展与短板

中国健康卫生业不断发展，医疗服务条件总体不断改善，但仍存在各种问题和矛盾。

问题：产业结构单一、市场份额小、知名品牌少、产业带动作用不大；服务资源分布不平衡，供求矛盾突出；体系不完整，产业链偏短；教育体系不健全，从业人员素质不高，相关人才紧缺等问题。

矛盾：消费者对健康的需求和消费者本身健康知识的匮乏所造成的矛盾；消费者对产品和服务的个性化需求和行业内普遍存在的产品及服务的同质化现象的矛盾；市场对高性价比产品的需求和行业内价格虚高、质量低下、加工工艺原始的矛盾等。

困境：民众对健康管理意识非常淡薄、创业团队人才结构不合理、健康管理缺乏服务标准、企业缺乏核心竞争力、企业缺乏盈利点、企业缺乏新的商业模式、企业缺乏提供高质量的服务人才、企业缺乏实战型督导、企业缺乏战略执行力、健康管理政府主导不力等困境。

总而言之，健康服务业在中国的发展仍处于初级阶段，存在着难以满足人民群众的健康需求、服务质量不高和服务数量不足等问题，但其在中国的发展空间是相当巨大的，发展前景乐观。

二、健康服务业的主要任务

1. 大力发展医疗服务

加快形成多元办医格局，优化医疗服务资源配置，引导非公立医疗机构向高水平、规模化方向发展，鼓励发展专业性医院管理集团；鼓励城市二级医院转型、新建等多种方式；积极发展康复医院、老年病医院、护理院、临终关怀医院等医疗机构。

2. 加快发展健康养老服务

推进医疗机构与养老机构等加强合作，在养老服务中充分融入健康理念，加强医疗卫生服务支撑；推动二级以上医院与老年病医院、老年护理院、康复疗养机构等之间的转诊与合作。

3. 积极发展健康保险

丰富商业健康保险产品，积极开发长期护理商业险以及与健康管理、养老等服务相关的商业健康保险产品；推行医疗责任保险、医疗意外保险等多种形式医疗执业保险。

4. 全面发展中医药医疗保健服务

提升中医健康服务能力，推动医疗机构开展中医医疗预防保健服务；鼓励零售药店提供中医坐堂诊疗服务；开发中医诊疗、中医药养生保健仪器设备；加强药材的种植及产品研发与应用；鼓励有资质的中医师在养生保健机构提供保健咨询和调理等服务；鼓励和扶持优秀的中医药机构到境外开办中医医院、连锁诊所等；培育国际知名的中医药品牌和服务机构。

5. 支持发展多样化健康服务

发展健康体检、咨询等健康服务，引导体检机构提高服务水平，开展连锁经营；加快发展心理咨询、辅导机构；规范发展母婴照料服务。发展健康文化和旅游，鼓励有条件的地区面向国际、国内市场，整合当地优势医疗资源、中医药等特色养生保健资源、绿色生态旅游资源，发展养生、体育和医疗健康旅游。

6. 培育健康服务业相关支撑产业

继续通过相关科技、建设专项资金和产业基金，支持创新药物、医疗器械、新型生物医药材料研发和产业化；支持到期专利药品仿制；支持老年人、残疾人专用保健用品、康复辅助器具研发生产；加大政策支持力度，提高具有自主知识产权的医学设备、材料、保健用品的国内市场占有率和国际竞争力；大力发展第三方服务；引导发展专业的医学检查中心；公平对待社会力量提供食品药品检测服务。支持发展健康服务产业集群。培育一批医疗、药品、医疗器械、中医药等重点产业，打造一批具有国际影响力的知名品牌。

7. 健全人力资源保障机制

加大人才培养和职业培训力度。鼓励社会资本举办职业院校，规范并加快培养护士、养老护理员、药剂师、营养师、育婴师、按摩师、康复治疗师、健康管理师、健身教练、社会体育指导员等从业人员。促进人才流动。加快推进规范的医师多点执业。探索公立医疗机构与非公立医疗机构在技术和人才等方面的合作机制，对非公立医疗机构的人才培养、培训和进修等给予支持。

8. 夯实健康服务业发展基础

推进健康服务信息化。积极发展网上预约挂号、在线咨询、交流互动等健康服务。以面向基层、偏远和欠发达地区的远程影像诊断、远程会诊、远程监护指导、远程手术指导、远程教育等为主要内容，发展远程医疗。加强诚信体系建设。充分发挥行业协会、学会在业内协调、行业发展、监测研究，以及标准制订、从业人员执业行为规范、行业信誉维护等方面的作用。

三、健康服务业的发展策略

1. 促进健康服务业市场的多元化和多样化

当前健康服务业是民间资本投资的热点，但在一定程度上是基于民间资本对医疗卫生领域的不熟悉。要有效地扩大供给，重点是打破政府办医垄断的局面，公立机构适当退出部分领域，发展社会办医和多种健康服务业态。①

（1）公立机构适当退出部分领域。公立机构的适当退出，可为社会办医留出空间。随着健康服务业的发展，政府不可能投资所有机构、包揽所有服务，需放缓公立机构建设步伐并适当退出部分领域。一是退出特需领域，特需属于高端服务，剥离后，公立医院可继续实施基本医疗范围内的专家门诊、等级病房，开展

---

① 张永光，王晓锋．《"健康中国 2030"规划纲要》的几个理念转变［J］．卫生软科学，2017，31（2）：3-5.

相应的分级收费、分类给付。二是适当退出社区卫生服务领域。即使是英国等实施全民医疗保障的国家,其基层执业者也大多是个体户。例如,当前上海社区卫生服务碰到的问题是医师人员不足、缺乏吸引力,建议把社会卫生服务中心打造成卫生服务和管理的平台,吸引个体医师(诊所)与平台合作参与社区卫生服务。三是对于三级顶尖医院的市场需求较大的具有高技术含量的服务项目,探索与社会资本合资合作,设立独立子机构,扩大服务能力,满足市场需求。

(2)发展社会办医。关键是要形成政府、基本医保和商业健康保险机构购买服务的机制,并打造自由执业的医师护士队伍,为社会办医营造一个公平的发展环境。据悉 [①],德国对纳入规划的医疗机构,无论是公立还是私立都承担投资责任,范围包括医院的大规模投资以及使用期大于 3 年的长期资产的购置。建议我国可以参考德国的做法,尤其是对社会资本参与资源短缺领域建设的,如举办老年护理机构等,不仅对运行费,对建设费财政也应予以一定投入。要理顺医疗服务价格,使价格回归医疗实际成本,价格提升的部分绝大多数由医保支付,同时建立基本医保向社会办医购买服务的标准和评估、考核制度。也可借鉴日本等设立"医疗法人"制度 [②] 的做法,并参考我国《民办教育法》立法,对社会办医予以专门立法,规定社会办医的办医形式、法人治理结构、用地性质、税收制度、公益金提取、重大决策流程、退出机制等,使之有别于其他领域法人的规定,做到既遵循卫生事业规律,又增加制度实施的严肃性,促进社会办医规范化发展。此外,还要完善卫生人事和人力政策,鼓励自由执业。

(3)发展多种健康服务业态。发展健康管理机构、健康咨询机构、医疗旅游机构、医疗卫生信息服务机构、医疗会展组织机构、护理站等。建立多样化的职业序列,如护理员、医务社工、康复师、物理治疗师、营养师等。市场的嗅觉是灵敏的,只要有需求就会产生相应的服务,政府工作的关键是要针对新出现的服务业态加强其可行性、市场前景及相关注意事项的研究分析,及时转化为政策和规范。

---

① 社会办医"体弱"何处寻"补方"[EB/OL].(2016-02-15)[2019-02-25].http://blog.sina.com.cn/s/blog_8bf2dcd70102w653.html.

② 贾西津.国外非营利组织管理体制及其对中国的启示[J].社会科学,2004(4):45-50.

2. 规范健康服务业市场的需求

（1）合理的支付。政府财政投入和基本医保的费用增长是非常有限的，发展健康服务业关键要建立多层次的医疗保障体系，加快发展商业健康保险，对基本医疗保险不予保障的部分予以补充保险，促使健康需求能够有效转化成健康消费。[①]

（2）合适的产品。一是已证明有较大市场需求的产品，如老年护理、中医养生保健、牙科美容、心理健康咨询、体检等；二是个性化的服务产品，如针对个人的健康管理等；三是具有技术引领和创新型的产品，科技水平的提升，服务能力的更新换代，新的药械和诊疗技术的产生，往往能引发新一轮需求。

（3）规范的市场。关键是完善规范医疗卫生服务主体行为的法律、规范、标准体系，加强依法、依规监督管理，使群众放心消费。

3. 定位政府职能

（1）组织基本服务的供给。通过直接组织生产或购买服务的方式提供基本健康服务。一是举办公立机构提供基本服务，公立机构运行上主要由政府投入和基本医疗保险给予保障；二是对符合资质的社会办医疗机构也可予以一定标准的投入并加强考核，来购买基本服务；三是建立基本医疗保险"钱随人走"机制，对参保人群到有资质的社会办医诊疗的，对基本医疗保障部分也予以相应支付。

（2）加大医学科研的支持和投入。科技的进步和升级会激发新的市场需求，也将提升健康服务业的核心竞争力。医学科研由于周期长，难以在短时间内获得收益，社会资本较少愿意投入，从国际上看，美国、德国、法国等对医学科研也都注重政府资金的扶持。有专家建议[②]：一是统筹规划公立医疗机构学科发展，推动每个顶级公立医院打造2～3项拳头项目，而不是面面俱到重复学科建设；二是建立引导社会力量参与医学科研的"种子"基金，基金按照社会组织模式规范化运作；三是搭建联合产、学、研优势资源、促进科技临床转化的平台，可考虑在建医学园区，也可考虑发挥现有卫生社会组织的功能。

（3）鼓励卫生行业社会组织的发展。一是进一步完善现有卫生行业组织的组

---

① 吴凌放.健康服务业：供和需怎样对接［N］.健康报，2015-12-14（006）.

② 健康服务业：供和需怎样对接［EB/OL］.（2015-12-15）［2019-02-25］.http：//www.jkb.com.cn/thinkingDiscussion/2015/1215/381776.html.

织架构和功能，发挥其行业服务和管理的作用；二是将咨询服务、行业自律、社会调查、成果鉴定、项目评审、专业人员培训、学术评价、职业培训和继续教育等职能转移给社会组织，逐步形成政府委托职能或政府购买服务项目的"清单目录"；三是构建监管、服务、评价、信息交流多位一体的平台机构，将对社会组织的日常监管评估纳入政府部门购买服务项目的总体评估。

（4）发挥法规、规划、标准、监管及经济政策的调控作用。营造一个规范、公平的市场环境。政府应进一步简政放权，由以行政手段为主向综合运用法律、行政、经济与信息科技等多种管理手段转变。例如加强对"互联网＋"可能带来的健康服务模式变化的研究，对法律规范和管理手段作相应完善和调整；健全卫生规划体系，完善健康服务业各项规范和标准，严格监督执法；借助信息化手段，提高执法效能；以财政、税收、价格、医保支付等经济政策为主要手段，加强经济政策与产业政策的协调配合。

第四节　健康中国在路上

《"健康中国 2030"规划纲要》提出"将健康融入所有政策，人民共建共享"，正式将健康中国建设上升为国家战略，表明"健康"已经成为中国未来发展进程中的关键词。纲要提出，要坚持以人民为中心的发展思想，牢固树立和贯彻落实创新、协调、绿色、开放、共享的发展理念，坚持正确的卫生与健康工作方针，坚持"健康优先、改革创新、科学发展、公平公正"的原则，以提高人民健康水平为核心，以体制机制改革创新为动力，从广泛的健康影响因素入手，以普及健康生活、优化健康服务、完善健康保障、建设健康环境、发展健康产业为重点，把健康融入所有政策，全方位、全周期保障人民健康，大幅度提高健康水平，显著改善健康公平。如何发展健康中国，我们要从影响人们健康的因素、时刻关注人们的健康及政府职能等多方面、深层次地参与讨论。

一、影响因素

我国经过几十年的经济社会的发展，对居民健康有重大影响的因素已从传染性疾病转变为多种因素。首先，慢性非传染性疾病成为影响居民健康的主要疾病。我国 84% 的死亡原因是慢性非传染性疾病，78% 的健康生命年损失也由慢性非传染性疾病导致，已经接近多数经济合作与发展组织（简称经合组织）国家的水平。其次，老龄化快速发展。我国 2014 年老龄化人口达到 2.03 亿，占总人口的 15%，按这一速度发展，我国将在未来的 26 年完成英国用了 116 年的老龄化过程。最后，不合理饮食、行为等因素影响增强。吸烟久控不止、高脂高糖高盐饮食结构盛行、缺乏运动的生活方式、高酒精饮品消费等危险行为以及食品安全、环境污染等因素，成为影响我国居民健康的重要因素。健康因素、健康形势的巨大变化对我国的卫生服务供给体系、健康保障重心提出了更高和更多的要求。但是，我国现阶段的卫生服务供给体系布局还相对滞后，且不足以应对新形势的发展，卫生体系维护人民健康的手段仍然以医疗为中心，中国卫生支出的 55% 用于医院的医疗费用。政府应以"壮士断腕"般的改革魄力，明确医院功能定位，减除医院（特别是大型公立医院）的非必要功能，使医院成为"一体化服务"中的一个环节，在基层医疗机构、各级各类医院、疾病预防控制机构以及其他卫生机构之间建立良性互动关系而非竞争关系，共担职责，使用最适宜的预防、诊疗办法和较低廉的医疗费用实现较高的健康水平。要实现这一目标，下述两方面的改革需提上日程：一是政府要为公立医院（特别是大型三甲公立医院）设计合理的激励机制，使医院和医生更加自觉地专注于诊治疑难杂症和对下级卫生机构的技术指导，而不是沉溺于掠取病人、增加服务量、使用更昂贵的诊治手段和药品；二是强化基层卫生机构提供卫生服务的能力，改革措施包括加大投入、增加培训，并提高从业人员的收入、地位和积极性等。

二、关注健康

长期以来，我国卫生事业发展规划更加关注医疗机构数、床位数、医护人员数的增加，以医院为中心的医疗卫生服务体系更关注于提供更多、更昂贵的治疗服务，而非健康结果。截至 2016 年 6 月底，我国共有医院 2.8 万家。一份针对 257 万例住院的大样本调查报告发现 [1]，其中一组慢性病患者中的约 10% 是不需要住院治疗的。由于激励机制的扭曲，个别医院和医生存在诱导消费的嫌疑，造成了巨大的卫生费用浪费。美国心脏协会曾有一个生动的比喻：如今的医生都聚集在一条泛滥成灾的河流下游，拿着大量经费研究打捞落水者的先进工具，同时苦练打捞落水者的本领。结果事与愿违，一大半落水者都死了，被打捞上来的也是奄奄一息。更糟糕的是，落水者与日俱增，越捞越多。事实上，与其在下游打捞

---

① IHME.Global Burden of Diseases Study：China Profile ［EB/OL］.（2016–10–11）［2019–02–25］.https：/ /www.healthdata.org /sites /default /files /files /country_profiles /GBD/ ihme _ gbd _ country _report_china.pdf.

落水者，不如到上游筑牢堤坝，让河水不再泛滥。合理、高效的卫生事业体系不能坐着等人得病，而应防患于未然，避免更多人"落水"。得益于强劲的经济增长速度，我国卫生总支出 2014 年（3.17 万亿元人民币）比 1994 年（2200 亿元人民币）增长了 14 倍，虽然增长速度高于同期经合组织国家和其他金砖国家，但中国卫生费用对 GDP 的占比（5.6%）仍低于经合组织国家，处于金砖国家中位数水平。上述数据说明，我国卫生费用激增的同时健康收益却在减少，即巨大的投入没有换来健康水平的大幅提高，究其原因，在于我国现阶段卫生服务体系存在低价值服务的风险。但是在经济新常态下，中国能否继续维持卫生投入的持续增长却不容乐观，由此将产生服务可负担性的问题。一方面，我国健康水平亟须提高，另一方面，卫生投入却不能保持高速增长，这一矛盾对我国卫生服务体系提出了严峻的变革要求，我国现阶段医改站在了一个岔路口，是向高价值卫生服务体系（以新加坡为代表）前进，还是向低价值卫生服务体系（以美国为代表）前进。《"健康中国 2030"规划纲要》提出的"关注健康而非关注治疗"这一理念转变让人们看到了曙光。

三、政府参与

2016 年 8 月习近平总书记在全国卫生与健康大会上的讲话指出："推进健康中国建设，是我们党对人民的郑重承诺。各级党委和政府要把这项重大民心工程摆上重要日程，强化责任担当，狠抓推动落实。""大卫生""大健康"观念是卫生与健康事业发展的重大创新，改革创新是卫生与健康事业发展的强大动力。树立"大卫生""大健康"观念，跳出卫生管卫生、跳出健康促健康，推动医疗、医保、医药"三医"联动，健康事业与健康产业有机衔接，全民健身和全民健康深度融合，使健康政策融入全局、健康服务贯穿全程、健康福祉惠及全民。这些目标的实现，有赖于各级政府多部门的深度参与。

比如饮水问题，是既关乎国计民生又涉及全民健康和生命安全的头等大事。它不仅仅是关系民众健康的问题，还是一个重大的社会问题。在饮食的选择中，尚有尊重个人口味的余地，只要社会条件许可，每个人都可以选择各种喜欢的食物。饮用水则不同，它限制了人们的选择性，直接决定了人们的健康水平和生命安全。我们用来喝的水、用来烹调食物的水、还有用来洗刷的水，不是取自溪流、江河、湖泊的地表水就是取自大气的水（雨和雪），它总是和泥土发生关系，而泥土又往往包含着多种的废弃物，比如重新化为泥土的生物的尸体。据统计，一个人每年排到泥土里的这类废物总量大约为粪便 46 千克、尿 400 千克、固体炊事废料 110 千克、烹调洗涮的水 36000 千克。同时，病人和各种动物携带各种病菌的排泄物也排进了土地，更不要说大量污水、废水的违规排放了。水的一个属性是能够流动，因此水成了各类污染物、致病物完美的收藏者、搬运工和散播者。我们所有人每天都需要水，当整个人群喝同样的水的时候，其中的各种污染物经常会引起同时发生的大群体疾病。换句话说就是：在一些流行病尤其是伤寒、斑疹伤寒、痢疾和霍乱发生时，水往往扮演重要的角色。要从根本上解决水污染的问题则不是哪一个企业、哪一个部门可以做到的，这是一个浩大的社会工程。为民众提供卫生新鲜的饮用水，政府责无旁贷。

在这一方面，历史上罗马帝国的案例堪称典范。公元 4 世纪的罗马城里，11条引水渠从群山将水引入城里的 18 个供水系统，水供到了差不多每一幢房屋，这座城市有 15 个水源建筑、1352 条带喷泉的引水道、856 个浴室以及 11 处大温泉。再没有什么比古罗马帝国国内随处可见的宏大沟渠遗迹更让人印象深刻的了，这些遗迹都是明证，证明了执政的组织为了保障其人民的健康可以做些什么。

我国人大代表提出，现代快节奏的生活、不健康的饮食习惯正日趋成为人们健康的一大隐患，应该普及大健康教育，提高国民素质。到条件成熟了，我们国家应该制定中国全民健康法。只要有法，不利于健康的因素就会有人管，现在有一个普遍的现象，即农民为城市居民种的粮食蔬菜自己不吃，吃的是专门为自己生产的东西。什么情况？为什么不吃？大家心知肚明，可谁来管？餐馆烹调用地沟油，食品添加剂乱放，生产不合格食品，哪些东西能吃，哪些又不能吃等，将来在中国全民健康法里面都应有规定。

人们的健康管理要尽早谋划，这应成为政府职能的一部分，然后全社会都给予关注。卫生主管部门要通过重构卫生服务供给体系，提供高效、廉价、可及、适宜的预防、保健、治疗等卫生服务；食品药品监督管理部门要切实负起责任，把好食品、药品安全关；体育主管部门须将体育运动作为推动健康的一个重要手段，建立起科学合理的生活方式，体医结合，为健康中国建设奠定良好的发展基础；环境污染目前已是造成现代居民身体健康问题的重要因素之一，环境质量的提升对建设健康中国可以起到事半功倍的作用，环境保护部门要严格执法、加强引导，营造良好宜居的生活环境，促进全民健康水平的提高；宣传部门、新闻出版广电部门要将健康教育上升到国家战略地位，通过网络、电视、报刊等途径普及健康知识，塑造全民性的健康生活态势，培养国民健康的生活习惯，提高全民健康素质，增强国民体质。

健康是一切之本，全面建成小康社会亟待建设一个更加健康的中国。可以说，健康事业迎来了新的春天，机遇与挑战同在。健康中国必然是人均健康寿命越来越长的中国，一定是健康权利得到充分保障的中国，必定是健康伟业可持续发展的中国。健康人人的中国是每一个国人的中国梦，人人健康的中国才是中华民族伟大复兴的根本保证，健康中国在路上。

第三章

文化创意对
健康产业发展的积极影响

推动实现"文化创意+"健康产业融合,是在国家新型工业化、信息化、城镇化和农业现代化进程加快的形势下,促进健康产业发展的重要途径。"文化创意+"健康产业融合首先是基于先进的健康观念和健康文化的形成和发展,这是健康产业发展的基础,而文化创意的介入对推动健康产业文化含量的提升至为关键。从产业发展上看,文化创意所引领的技术创新、业态创新、内容创新、模式创新和管理创新,以及依托丰厚文化资源,丰富创意和设计内涵,促进创意和设计产品服务的生产、交易和成果转化等,对于实现健康产业核心竞争力极为重要。同时,在具体内容上,实现科学的健康管理,健康科学知识的普及,促进人的精神心理健康与身体生理健康相协调等,文化创意都将体现出独有的优势。这些都意味着文化创意和健康产业融合的巨大空间和无限可能。

第一节　文化创意为中医药产业迎来新契机

中医药文化创意产业指中医药产业与文化创意产业相融合，取传统中医药文化之精华，通过对提炼出的传统中医药文化元素进行创意加工形成新的中医药文化元素，并通过现代科学技术手段，使新的中医药文化元素不断更新，创造出新的文化价值和经济价值的产业。简言之，中医药文化创意产业是以传统中医药文化为基础，以现代人们的需求为导向，以不断创造、不断发展的中医药文化为中心，通过一系列创意过程实现经济价值和文化价值的产业。

中国科学技术信息研究所学者张超中[①]对我国中医药文化创意产业的发展有深入研究，发表了多篇有分量的论文，本章节重点借鉴了他的观点。笔者认为，近年来，随着文化多样性对国民经济和社会发展作用的日益显现，特别是随着文化越来越成为未来全球发展的关键因素，中医药的文化普及和文化建设工作得到了前所未有的重视和支持。认为中医学的现代发展将有可能开创"中国文化的医学时代"，通过借鉴文化创意产业发展的经验，有可能开辟中医药发展的新路径。以此为基础，发展中医药文化创意产业，走以文化为基础的原创发展道路，应当逐渐成为扶持和促进中医药事业发展的战略选择。因此，从未来发展趋势来看，我国有必要进一步解放思想，转变认识，做出重大决策，以发展中医药文化创意产业为核心，制定扶持和促进中医药事业发展的政策措施，根本改变促进中医药现代发展的基础路径，发展有中国文化特色的中医药产业。中医药将进入新的战略机遇期。

---

① 张超中.我国中医药文化创意产业发展趋势［J］.中国中医药信息杂志，2011，18（10）：5–7.

目前，我国文化创意产业的发展方兴未艾，并已经成为我国的新兴战略产业，这种发展趋势也预示着中医药的现代发展将进入一个新的时代。中医药的文化回归既是遵循自身发展规律的要求，也是借鉴文化创意产业发展经验的基础。中医药文化是中医药学的根基和灵魂，也是中华传统文化中最具活力的元素之一。对中医药文化进行产业开发，培育中医药文化特色产业，逐步形成中医药文化产业链，确立以文化引领发展的指导思想和基本准则，大力加强对中医药的文化扶持，促进中医药的创意发展，中医药的现代发展将渐入佳境，服务能力将得到根本提升，传统精神将呈现出新的风貌。

一、中医药文化将进入新的战略机遇期

1. 中医药文化的地位和作用

近年来，中医药发展迎来了天时、地利、人和的大好机遇。习近平总书记在十九大报告中指出"文化是一个国家、一个民族的灵魂。文化兴，国运兴，文化强、民族强。没有高度的文化自信，没有文化的繁荣兴盛，就没有中华民族伟大复兴"。中华文化的繁荣兴盛必然包含着中医药的繁荣兴盛，也就必然要求有高度的中医药文化自信。中医药文化凝聚了中华文明的科学思维方式和价值观念，凝聚了中华民族几千年来认识生命、预防疾病的思想情感精髓，是中国古代科学的瑰宝，也是打开中华文明宝库的钥匙。中医药在长期的发展中创造了别具一格的预防疾病养生保健方式和独具特色的医疗技术，这一切都需要中医药文化滋养，离开中医药文化，中医药事业的发展就会失去支撑和动力。

2. 中医药文化与科学技术的关系

从中医药产生渊源和发展历史来看，中医药的文化、思想、理论和技术具有典型的中国文化特点，是我国传统文化的奇葩。根据有关研究表明，目前中医药在西医面前显示出生机勃勃的活力，而且发展势头越来越旺盛。顺应这种发展趋势，我们需要进一步拓宽研究和发展中医药的思路，找到真正能够促进中医药创新发展的关键因素。而文化创意产业的理论及其发展经验则显示出另辟蹊径发展中医药的巨大潜力，并制定相应政策促进中医药文化创意产业的发展。

中医药文化是中医药知识的思想基础，基于这种文化认知的中医药发展，

主要需要人文精神的引领，科技创新则对中医药的现代表达起到推动、丰富和发展的作用。由此看来，中医药服务业也将成为最具人性化魅力的内容产业。因为中医药的创意原理就是直接源于和基于人性的性质和功能，并显现在中药的个性化医疗保健和养生康复服务的特色等诸多方面。可以说，创意的发展从根本上改变了中医药与科学技术之间的关系，中医药从被动转型的束缚中解放出来，并以创意发展为基础找到中医药的文化精神与现代社会相适应的直接路径，从而开创了中医药发展新的战略机遇。① 因此，文化创意发展不仅是未来促进中医药发展的基础性方向，而且应当成为我国自主创新的重大方向。

3. 中医药产业具备文化创意产业特征

中医药文化是中华民族优秀文化的重要组成部分，是中医药学发生发展过程中形成的精神财富和物质形态，是中华民族几千年来认识生命、维护健康、防治疾病的思想和方法体系，是中医药服务的内在精神和思想基础。中医药产业具备文化创意产业的特征。中医药的个性化、医疗保健和养生康复服务的特色，都属于文化创意产业的范畴。中医药产业的发展离不开中医药文化。目前，国内外一般把文化创意产业定义为"那些从个体的创造性、个体技艺和才能中获取发展动力的企业，以及那些通过对知识产权的开发可创造潜在财富和就业机会的活动。"其中特别强调基于个人灵感、理念、技艺的创造力，并把个体看作具有文化创意产业的企业特质来思考。近年来，国内外有关文化创意产业发展的经验为中医药的现代发展提供了新思路和新路径。主要表现在以下三个方面：一是中医药的个性化医疗保健和养生康复服务的特色属于文化创意产业的范畴。中医的每一次望、闻、问、切和辨证施治都可以看作一次创意，这使得中医药独具特色。二是借助创意产业集群的概念可以建构中医药发展的产业链。三是按照国外发展文化创意产业的经验，中医药博物馆建设具有文化创意产业的特征。根据中医药的文化特色，我们可以中医药文化科技园区的创意建设为核心，创造性地发展作为支撑和辅助其功能建设的中医药文化创意产业链。

---

①张超中.我国中医药文化创意产业发展趋势［J］.中国中医药信息杂志，2011，18（10）：5-7.

二、对中医药文化创意产业进行规划及措施

1. 中医药与文化创意

中医药是我国的原创文化与科技。我国在"九五"期间提出了"中药现代化发展战略",制定了《中药现代化发展纲要》,其目的是围绕当时国家以经济建设为中心的目标,从推动产业发展入手,以中药发展促进社会对中医药的理解。2007 年,国务院 16 个部门联合发布了《中医药创新发展规划纲要（2006—2020年）》(以下简称《纲要》),对中医药的进一步发展做了全面规划。

《纲要》确定了"继承""创新""现代化""国际化"四个方面的基本任务:"继承"是为了保存、挖掘、认识、利用好前人留给我们的宝贵财富;"创新"是要求我们将中医药进一步丰富发展、充实完善,从而为未来建立新中医药学打下基础;"现代化"和"国际化"则是希望通过将中医药的科学内涵用更容易被广大民众理解的语言加以表达,沟通中医与西医、传统与现代、东方与西方,从而让中医药更好地被社会普遍理解、接受,进而满足现实需求、服务整个人类的过程。

可以说上述四项任务是从时间上对研究中医药的过去、现在和将来,从空间上对其国内、国际发展都做出了安排和部署,目标任务具有系统性和前瞻性,给中医药的全面发展以明确的指导和推动作用。

落实《纲要》提出的各项任务,采取了以下四个方面的措施。

一是统筹协调,全面推进。中医药创新发展工作涉及内容广泛,战略影响深远。因此,必须切实加强统筹和规划,协调相关部门和各级政府,调动社会各界和海内外各方面的力量,共同推动《纲要》的实施。要加强沟通,相互合作,形成有利于推进中医药现代化发展的高效、协调的管理机制;充分发挥区域资源特色和优势条件,积极支持组建以中医药现代化为目标的区域科技协作共同体;积极引导企业和社会参与,"官产学研金"协调配合,促进了《纲要》目标的实现。

二是加大投入,科技支撑。在政府的积极支持和引导下,中医药现代化工作已初步形成了国家、地方、企业共同投入的局面。政府在进一步加大科技投入的同时,加强集成,协调用好农业、林业、生态、扶贫、外贸、产业发展等有关项

目资金，形成项目联动机制。同时积极引导企业加大研发经费投入比例，并充分利用创业投资机制等市场化手段，扩大中药新药研发和产业化的融资渠道，积极吸引社会投资和国际合作资金，形成支持中医药创新发展的多元化、多渠道的投入体系。

三是积极加强中医药领域的国际交流与合作。以我国中医药为主，应用全球科技资源推动中医药发展，促进国际社会对中医药的理解和以中医药为代表的传统医药的推广应用。积极拓展国际合作方式与渠道，通过政府、国际组织、学术团体、行业协会等多渠道、多途径推进中医药国际化进程，促进中医药进入国际主流市场，开展国际传统医药科技合作和交流。

四是强化对中医药创新发展的政策支持。推进中医药创新发展是政府部门的一项重大战略任务。各有关部门积极研究制定促进中医药创新发展的有关政策措施，推动适合中医药特点的标准规范的建立与完善，加强中医药知识产权和资源的保护与利用，建立成果、信息管理和推广、共享机制，加紧制定适合中医药特点的人才政策，为中医药创新发展营造良好的政策环境。但是，由于在认定中医药的"科学内涵"方面还存在模糊性，没有充分考虑到中医药的知识特性和文化创意特性，因此，要达到"使具有现代人文思想和中国传统文化内涵的中医药医疗保健模式和价值观念得到传播，从而成为中华民族对人类的新贡献"的目标，仍然存在相当大的困难。

只有从文化多样性视野下的科学多样性出发，才能更好地理解并促进中医药的发展。在这方面，"创意发展"将比"创新发展"更直接、更有效，并且能够从根本上解决"支撑发展"和"引领未来"的关系。但是，将中医药文化创意产业发展纳入《纲要》需要一个认识过程，其中最重要的是应首先从"中医与中药的协调发展"入手，提前启动中医的创意发展研究和实践，提升对中医药人文价值的认识，同时开展制定中医药创意发展规划纲要，从国家战略层面促进中医药的创意发展。

2. 中医药文化创意产业具备发展基础

目前，中医药文化创意产业尚属新兴事物，无论是国家层面还是社会层面，都已经具备了发展基础。从国家层面来看，在经济发展的成果带动文化发展的基础上，中医药事业发展正处于上升中的转型时期，"扶持中医药和民族医药事业发展"，既是党中央、国务院制定的基本方针，也是各级政府和组织在相当长的一段时期内面临的紧迫任务。为了促进这种局面的形成和发展，需要进一步解放思想，创新机制，在遵循中医药自身发展规律的基础上，把握时机，探索新的历史条件下中医药现代发展的新路径。因此，结合目前国内外文化和科技发展的最新进展，特别是基于中医药创意发展的要求，在此基础上，借鉴国内外的相关经验和做法，超前部署，创建中医药文化科技园区，建立和完善促进中医药发展的综合配套措施，形成官、产、学、研一体化的中医药创新体系的时机已经成熟。

为了逐渐形成促进中医药发展的社会氛围，自 2007 年开始，国家中医药管理局、中共中央宣传部等 23 个部、委、局和有关单位联合主办了"中医中药中国行"大型中医药科普宣传活动，这次活动虽然以"科普宣传"命名，但实际上是一次非常具有中国特色的文化之旅，并且所到之处都体现出官、产、学、研一体化特征下的社会的广泛参与和体验。2009 年《国务院关于扶持和促进中医药事业发展的若干意见》（国发〔2009〕22 号）发布了，这次文件明确提出了"繁荣发展中医药文化"的目标和基本任务，具体内容包括："将中医药文化建设纳入国家文化发展规划。加强中医药文物、古迹保护，做好中医药非物质文化遗产保护传承工作，加大对列入国家级非物质文化遗产名录项目的保护力度，为国家级非物质文化遗产中医药项目代表性传承人创造良好传习条件。推进中医药机构文化建设，弘扬行业传统职业道德。开展中医药科学文化普及教育，加强宣传教育基地建设。加强中医药文化资源开发利用，打造中医药文化品牌。加强舆论引导，营造全社会尊重、保护中医药传统知识和关心、支持中医药事业发展的良好氛围。"可以说，这些繁荣中医药文化的具体任务在很大程度上都属于文化产业的范畴，要将之纳入国家文化发展规划，需要在新的形势下借鉴文化创意产业发展的经验，尽快制定国家中医药文化创意产业发展规划，为开创中医药工作的新局面奠定基础。

三、中医药文化创意产业将成为最具中国特色的文化产业之一

近年来，我国文化创意产业得到迅速发展，已成为转变经济增长方式的重要渠道。从产业发展的角度来看，目前实现中国经济增长转型的重要渠道有两方面：一是通过传统产业的升级、创新和结构调整提高中国制造业的附加值；二是

通过推进新兴产业的崛起和发展形成中国经济的新亮点。文化创意产业在这两方面都能发挥积极的作用。中医药文化创意产业的发展更具有促进中国特色文化产业发展的作用。

1. 具备广泛的群众基础

从文化原理来看，中医学提倡把健康的主动权掌握在自己手中，由此决定了发展中医药文化创意产业的基本任务和目标是普及中医"治未病"和"自我养生"的健康新观念。这一模式充分强调了以中医为主的非药物疗法的意义，特别是在医生指导下群众自行进行非药物疗法对自身治疗、保健与养生的意义。这种做法与以前把卫生医疗工作的重点放在了治疗上根本不同，从专家系统转变成为群众主体，每一个人都可以参与和实践，从而使中医药文化创意产业具备特别广阔的发展前景。

目前从国家层面来看，中医药发展首先是一个社会民生问题，其次才是文化问题；从个体层面来看，这是一个与文化信仰相联系的健康问题；从国际角度来看，则是一个传统医学现代发展和服务问题。事实上，中医药文化创意产业符合全球健康服务的个性化趋势，从而为中医药的未来发展提供了时代机遇，并使中医药的创意发展成为赢得未来的先导。从发展现状来看，国内外的健康服务产业已经出现了创意化的趋势，非物质文化遗产的保护也为发展中医药文化创意产业开辟了新路。在此基础上，采取以文化作为基础的整体保障机制，将使中医药文化创意产业成为一项真正充满活力的民生工程，这不仅符合我国中医药传统得到保护和继承的主要机制，而且将为构建全球健康高速公路奠定基础，开创中国文化通过健康服务走向世界的新局面。

2. 充分体现中国特色

从中医药的创意本质出发，中医药文化创意产业实际上是中国文化"天人合一"理念的表现和延展，具体包括传统文化，中医药教育、科研、医疗、产业孵化、中药养殖、种植、居住生活、对外交流、开发、利用和旅游等内容，是一个境界高、服务面非常宽泛的大文化、大健康、大科技、大产业工程。事实上，不仅国内中医医疗机构的中医文化内涵建设需要创意产业的介入，而且国内有关省市的中医药园区、社区、创意型城市建设、区域经济和社会发展、全球健康高速公路构建等皆属于中医药文化创意产业发展的范畴。

目前，国内一些地方已经或正在将中医药文化纳入本地的文化创意业范畴，建设中医药园区的热潮也正在兴起，特别是具有中医药历史文化传统的地方，与之相关的人物、文物、地道药物等也通过文化创意产业的方式进行开发利用，养生园、本草园、主题公园、文化科技园、文化保护区和自然保护区等多在筹建、在建和运营。如湖南、湖北、安徽等地都将本地中医药文化资源与旅游资源相结合，在对本地区的风景区进行开发建设的同时融入中医药元素，将两者整合成一体，以实现中医药文化旅游的长效发展。安徽省提出在皖南建设中医养生康复旅游基地和中医情志养生旅游基地，在大别山区建设生态养生旅游基地，在皖中建设中医慢性病温泉康复旅游基地，在皖东南建设中医美容休闲养生旅游基地，在皖北建设中药养生旅游基地的具体规划；并在对名医文化进行深度剖析研究的基础上，推出各具特色的养生保健产品，实现了中医药文化与中药材、保健服务产业、医药研发等其他产业的融合发展。由此可见，创新是中医药文化创意产业得以发展的核心所在，以浓厚的中医药文化底蕴为主体，不断加入与时俱进的新兴元素是中医药文化创意产业发展的有效方式。

应当注意的是，发展中医药文化创意产业，更需要重视的是中医药文化精神的表现和实践，其中应当把握的关键问题是要正确处理中医药文化和现代科学技术之间的关系，即用科学技术来表现文化精神，从而可通过各种文化形式和形象促进对中医药的认知、理解和体验，创造出新的促进中医药消费的模式。应当说，把中医药作为文化进行创意发展的模式不仅具有中国特色，同时更具有促进中国文化的综合创新、开创中国文化的医学时代的潜在功能。

3. 未来的发展趋势

中医药的未来发展不但要继续发挥其治病救人的功能，而且应该在对文化多样性的表现上有更大的贡献。发展中医药文化创意产业是促进建立大众的文化自信心、增进医患互信、增强政府公信力的有效途径，而促进创意产品的发展需要在宏观与微观层面上经济、文化、科技和社会的协同发展。因此，发展中医药文化创意产业的直接目的就在于通过创意产品，影响文化认知，促进中医药消费，提升中医药的竞争力。有意识地利用创意经济这种新的发展模式促进中医药的现代和未来发展，通过创意、知识与信息的结合创造新的"内涵体验"方式，中医药消费就能够成为新的时尚。

而作为中国文化的典型表现形式，中医药在性质上起到了促进我国文化创意产业发展的基础作用。因此，对中医药产品的消费既是一种文化消费，更是一种基于文化的健康服务消费。在科技创新促进医药创新之外，通过文化创新促进医疗服务创新则是更为基础、更为环保、更加自然、更加人性的与生命本性直接契合的未来医学模式。从中医药服务内涵的源头来看，看病和养生都属于一种文化体验，而从一般的个体体验上升为全民族的"文化自觉"则需要中医药文化创意产业深入和广泛的介入。

四、对发展中医药文化创意产业的建议

大力发展中医药文化创意产业标志着我国中医药创新发展战略的方向性转变。为了保障这种转型的顺利进行，国家应当在加大对中医药的资金、政策和文化扶持的基础上，从促进中医药的科技和人文平衡发展着手，遵循和顺应中医药自身发展规律，制定具体措施，促进中医药文化创意产业的发展。

1. 制定合理中医药文化创意产业发展规划

《国务院关于扶持和促进中医药事业发展的若干意见》（国发〔2009〕22 号）中提出了"繁荣发展中医药文化"和"将中医药文化建设纳入国家文化发展规划"的目标和基本任务。事实上，我国在已经完成的各种涉及中医药的规划中，基本上是以促进中医药的科技发展为主，而且除中医药非物质文化遗产之外，文化主管部门总是处于辅助地位。因此，应当开展中医药文化创意产业发展战略研究，就中医药的文化特性、科学内涵、产业模式、原创潜力、健康服务的个性化趋势、促进中医和中药协调发展的制度和机制及中医药的创意发展对继承、创新、现代化和国际化的影响和对中医药教育、科研、医疗和产业发展的影响，发展中医药文化创意产业对国民经济和社会发展的作用等方面进行战略研究，并以此为基础制定中医药文化创意产业发展规划，完善中医药文化创意产业扶持政策，促进中医药"简、便、廉、验"的特色和优势真正造福于当代和未来社会。①

---

①张超中.我国中医药文化创意产业发展趋势［J］.中国中医药信息杂志，2011，18（10）：5-7.

2. 多元开发中医药文化创意产业

应通过政府组织专家学者对各地中医药文化资源进行挖掘整理，包括对各地中医药文化历史、著名医家、中医药文化古迹、中医药种植基地、文化研究现状等进行全方位深度调研，充分发挥区域中医药文化资源优势，通过整理、研究各地中医药文化资源分布状况，加强地区之间的中医药文化元素联系，以实现区域间具有不同特色的中医药文化创意产业的联动发展，并在打造、推广中医药文化品牌的同时，将特色中医药服务与旅游体育、食品药膳等相关产业相结合，多元开发中医药文化创意产业，推进中医药产业可持续发展。

3. 利用新媒体推动中医药文化创意产业发展

随着新媒体快速发展、新旧媒体融合发展以及新媒体在传播模式和传播机制等方面的特异性，这些都给中医药文化创意产业提供了难得的发展机遇。不仅能够丰富中医药文化传播的平台和途径，也为加强中医药文化体验提供了技术支撑。可以利用新媒体技术的引导与传播的导向性，引导中医药文化与新媒体的有效结合，开发一批适合新媒体传播特性的中医药文化精品作品，推动中医药文化的传播与发展。中医药店铺、中药植物园、中医药博物馆等富含丰富中医药文化的产业载体，可以利用新媒体实现线上线下的联合推广，结合新媒体传播特点，发挥自身的影响力与传播力，在突出中医药文化元素的基础上选取恰当的传播媒介与方式，积极推动中医药文化创意产业的发展。

4. 加强文化创意产业从业人员的中医药"补课"

从现实情况来看，当今的文化创意产业只有一定比例的从业人员经过系统的专业培训，因此对中医药的理解不够，国内尚没有制作出影响力大的文化产品。而从近年来中医药养生书籍的热销趋势来看，有三类"人员"需要"补课"：一是普通大众需要"补课"；二是广大文化创意产业从业的专业人员也需要"补课"；三是政府主管部门也需要"补课"。一方面要进行管理制度创新，加强部门之间的协调，增强促进产业发展的服务意识和职能；另一方面要进一步深化认识，把促进中医药文化创意产业发展作为落实原创思维原则的具体实践。只有全社会人员的共同参与，提高素质和认识，才能顺利度过这个机遇与挑战并存的产业发展转型期。

第二节　文化创意产业带动藏医药转型发展

藏医药学是藏族人民几千年历史发展中与疾病进行斗争的经验总结，也是藏族人民光辉灿烂的科学文化最高成就的杰出代表之一。由于它独特完整的理论体系和显著的临床疗效，从而使之成为祖国传统医苑中艳丽的民族奇葩，即使在西方医学甚为发达的今天，藏医学仍具有重要的学术价值和应用价值。再加上当前生物技术产业化，以天然资源为原料生产的药物成为世界医药发展的重要趋向，生物药物、天然药物和藏药以及中药产业已经成为 21 世纪最具发展空间的高增值产业之一。

一、藏医药文化的发展历程

1. 藏医药的发展

举世无双、雄伟壮观的青藏高原，素有"世界屋脊"之称。青藏高原独特的自然条件、复杂的地理地貌和丰富的自然资源，孕育了许许多多耐寒、抗缺氧、生物活性高的药材。传统藏药对治疗呼吸系统、消化系统、心脑血管、运动系统、皮肤等疾病有着奇特功效。藏医历史悠久、理论完整、用药考究、疗效独特是我国传统医药学宝库中的瑰宝。藏医药学有文字记载的历史已有 1300 余年，而其真正的起源则要追溯到更为久远的史前年代。早在公元前几个世纪，藏族同胞便已懂得初步的医药道理，发现有些植物、动物和矿物具有治疗疾病的作用。譬如，酥油可以止血，能治疗烧伤、烫伤；青稞酒舒经通络、活血散瘀；柏树枝叶、艾蒿可烟熏防治瘟疫等。

千百年来，藏医、藏药和藏传佛教一直都紧密联系在一起，在漫长的历史进程中，藏医学伴随着佛教的发展而发展，藏医始祖宇妥·元丹贡布对藏医药的发展具有不可泯灭的贡献。在富有神秘色彩的藏传佛教中，几乎每位高僧活佛都深谙藏医药学，藏区许多神秘庄严的寺院都建有"曼巴扎仓"——医药学院，神圣的佛经楼中珍藏着大量的医药学著述。藏医药浓厚的宗教色彩实际上体现了藏医药学与藏族天文历算学之间的密切关系，同时包含了心理疗法、暗示疗法等现代医学和心理学内容。

藏医药通过长期丰富的生产和生活实践，博采之长，逐步积累、完善而形成了独具特色的传统医学体系。

2. 现代生物技术产业化对藏医药事业发展的影响

近十几年间，现代生物技术的发展已经被世界科技界认定为重点发展领域，美国生物技术已经成为投资热点。2000 年，美国的生物技术工业就获得了 330 亿美元投资，2001 年提高到 410 亿美元，从投资额的增长中，可以看到美国投资者对生物技术企业前景的看好。西藏随着我国现代科学技术的发展，经济发展的体制环境发生了重大变化，现代生物技术水平迈上了一个大台阶；由于广大藏民族生活水平的提高，出于健康保健的需求，促进了现代生物技术的发展。

3. 藏医药科研与现代生物技术结合的产业对未来市场竞争的影响

近些年来，为提高藏医药企业自身竞争能力，为了保证居住在青藏高原的藏民同胞的身心健康，政府在藏医疗保障方面投入了大量资金，在藏医药企业的发展中实施了联合或重组，使藏医药的生物技术产业化，必将很快形成现代生物技术与藏医药科研发展合作的优势，在我国领域的生物药品市场与国外大企业同台竞争。目前全球医学界在提倡"天人合一""回归自然"，以高原天然药物为主的藏医药将倍受全国乃至世界患者的青睐。

二、藏医药文化发展与应用的现状

随着藏医药文化不断的传承与发展，不仅在祖国传统优秀文化中的地位越来越重要，更对藏医临床的发展起着重要的指导作用，藏药对心脑血管病、高血压、消化系统疾病等治疗的先进方法和良好效果推动了藏医临床的进步，而用现代科学技术手段和方法研究藏医药是促进藏医药科学化、规范化建设发展、充分发挥其在藏医临床中作用的根本需要。如今，藏医药在藏医临床的发展和应用中，充分利用了现代科学技术手段和方法，通过分析研究藏药的成分、作用机理及进行疗效评价，进一步研究现代药学标准，研制、开发以及推广符合国际标准的藏医药，从而提高藏医药在藏医临床中的运用范围和治疗效果，这也是藏医药文化传承和藏医临床发展的一大进步。

藏医临床离不开藏医药文化的指导，藏医药在临床应用中，往往需要加强对藏医药文化的深入研究。经过对藏医药文化的具体研究，在运用藏药进行藏医临床治疗时，如运用藏药对心脑血管病、高血压进行临床治疗时，就必须首先要总结和整理出藏药治疗心脑血管病、高血压的优良配方，然后充分运用现代科学技术方法和手段对配方中各药用成分的作用机制进行研究，再进行临床，在医学实践中可以发现，目前，藏药对心脑血管病、高血压的临床治疗已经取得了丰富的经验，获得了成功。同时，藏药对肝胆病、骨折、皮肤病、妇科病的临床治疗也取得了突破性进展。

三、藏医药文化传播对藏医药传承和发展的影响

藏医药有着悠久的历史、丰厚的文化底蕴、完整的理论体系，既是祖国传统文化不可或缺的一部分，也是民族医学的一枝奇葩。目前，国家提出了扶持和促进中医药及民族医药事业发展的宏伟战略，藏医药的传承与发展已受到国家及各界人士的高度重视。但是，一方面，藏医药文化的地区局限性以及现代医药快速发展对藏医药的冲击性仍然阻碍着人们对藏医药文化的认知；另一方面，由于传播的不足，使广大内地消费者对藏医药充满陌生或神秘感，从而导致藏医药的传承与发展受到限制。目前，西藏、四川、云南、青海、甘肃等地藏医药的传承形式仍然是祖传、师传、自学和学院教育等传承机制，而影响藏医药传承危机的主要因素在于传承人老龄化，潜在传承人数量锐减，现代文化的冲击，特别是少数民族的习惯、语言文字以及传承机制等方面。在宏观政策的推动下，藏医药传承机制从传统传承——祖传、师传为主的传承方式向现代传承——学院教育为主的转变已经凸显，但藏医药文化传播表现出的不足已严重影响了藏医药的传承和发展。藏医药文化是藏医药传承、发展、创新的根基，也是藏文化不可分割的组成

部分，要实现藏医药的发展创新，首先要做好藏医药文化的传播工作。^①

四、新媒体时代的藏医药文化传播

藏医药工作者、藏文化传播者要借助媒介的桥梁作用，为藏医药文化传播牵线搭桥，营造良好环境，推动藏医药、藏文化的持续发展。利用新媒体传播藏医药文化，打破了传统媒体在传播信息上的时空限制，得到了主动获取信息的自由。新媒体时代虽然给藏医药文化传播带来了更多契机和正面影响，但同时也不能忽视其面临的现实问题。

1. 新媒体传播信息存在不可靠性

新媒体时代，新闻及信息的生产流程出现了翻天覆地的变化，这是对藏医药文化传播信息可靠性与否的重要挑战。传统媒体在传播信息的流程中处于信息掌控的绝对垄断地位，它的绝对优势在于确保了信息在传播中的可靠性。新媒体时代的到来给信息的生产方式和传播方式带来根本性的变化，打破了传统媒体对信息传播的垄断作用。传播者的把关作用和议程设置功能在新媒体时代不再是决定信息生产或相关活动的最关键环节，鱼龙混杂的信息充斥在新媒体各类传播平台上，这导致了信息可靠性的严重缺失。

微博、社交网络、移动互联网、移动数字电视等成为新媒体时代传播藏医药文化信息的重要渠道，传播者来自于各类藏医药文化的爱好者，其中虽不乏专业人士，但是普通公众的参与传播使得藏医药文化信息来源的可靠性受到了前所未有的威胁。目前，新媒体给藏医药文化传播带来的信息内容更加丰富多彩，但是大多数传播者由于专业知识的缺乏致使信息泛滥，影响了受众对藏医药文化信息真假的判断力，因此，需严格把关藏医药信息质量，确保信息的可靠性。^②

2. 新媒体时代藏医药文化传播的机遇和挑战

新媒体对藏医药文化的传播，不仅要研究和探讨新媒体作为一种新的有别于传统媒介的传播手段，在传播藏医药文化时给人们带来的新的传播体验、期待以

① 景威栋，李丽，景明，等．"一带一路"战略背景下新媒体助推藏医药文化传播的机遇和挑战［J］．中国民族医药杂志，2017，23（2）：1-4.

② 唐小霞．中医文化的新媒体传播研究［D］．湘潭：湘潭大学，2015.

及传播契机，同时，应更加关注的是这种新的媒体形态、新的传播理念、新的传播方式、新的传播环境等给藏医药文化带来的挑战和问题。因此，面对新媒体环境下出现的藏医药文化信息不实、信息受污染、信息冲突等乱象，在肯定新的媒介传播形态对藏医药文化传播具有重要作用的同时，也要认真反思藏医药文化在新媒体环境下出现这些乱象的原因，提出治理这些乱象的传播策略。然而，传播策略的提出，需要媒体、传播者（包括传统意义上的受众）以及政府的共同努力。希望藏医药文化在新媒体环境下健康合理、规范有序地传播和发展，更希望能看到藏医药文化在新媒体传播技术的帮助下进一步走出国门，展示中国民族文化魅力。

灵活掌握藏医药文化的新媒体传播方式，对于普通大众来说，藏医药文化特别是藏医药理论知识，除了历史上那些脍炙人口的藏医药学典故外，大多是难懂的。这是因为组成藏医药文化最主要的学术著作抑或是临床经验记载几乎都是用藏文写成的，譬如著名的《四部医典》，加大了公众理解和传承藏医药文化的难度，公众很难仅仅依靠如今的语言环境去理解历史悠久的藏医药文化。从传播形式上来看，以往传统媒体已充分利用文字、声音、画面、图片等多种手段进行藏医药文化传播，但信息形式不够灵活和丰富，往往又使藏医药文化陷入传播僵局。而新媒体在传播藏医药文化时可以充分利用无线通信、网络等技术优势，不仅可以囊括传统媒体的传播方式，还能融合动画、多媒体、互动等多种信息传播形式，使受众在接受藏医药文化信息时，较传统媒体的灵活度明显提高。要充分发挥新媒体对信息传播的积极作用，以大众喜闻乐见的简单方式传播藏医药文化，营造特色的藏医药文化"语言"环境，采取网络视频、动态影像、网络互动、动画等方式尽量给公众营造一种轻松的传播藏医药文化的语言环境。因此，需转换一种"语言"来传播藏医药文化。

五、文化创意产业助推藏医药的发展

藏文化的发展促使藏医药从寺院走向世界，并成为中国医药产业一个重要的组成部分。藏医药拥有西部地区丰富的天然药物资源与极其深厚的民族历史文化底蕴，发展藏族传统医药，是一个传承和弘扬藏文化，提高藏族人民群众及其他民族医疗健康水平的系统工程。藏医药发展为藏族文化传播提供了载体，促进了藏民族文化的传承。神秘的藏文化更是对藏医药经济发展有着不可或缺的影响作用。文化创意对促进了藏文化在世界范围内传播，让世界认知藏文化、了解藏医药起到中介桥梁的作用。对于作为医药健康产业重要支柱之一的藏医药学，应该利用机遇与平台发挥其巨大的资源与地域优势的特点，在传承中创新，在创新中发展，以合作促进藏医药学创新发展，让世界享受传统民族医学新成果。对藏医药文化的传播不仅对藏医药本身的传承与创新具有积极作用，而且对丰富世界医学事业、促进健康产业发展具有重要意义。

第三节　养生、智慧养老、医疗旅游方兴未艾

一、健康服务与慢性病

《"健康中国 2030"规划纲要》明确规定把健康摆在优先发展的战略地位。2016 年，国家卫生计生委印发的《国家慢性病综合防控示范区建设管理办法》中明确指出，要坚持以人民健康为中心，培育适合不同地区特点的慢性病综合防控模式，并总结推广经验。

《"健康中国 2030"规划纲要》第一章"指导思想"指出："健康优先。把健康摆在优先发展的战略地位，立足国情，将促进健康的理念融入公共政策制定实施的全过程，加快形成有利于健康的生活方式、生态环境和经济社会发展模式，实现健康与经济社会良性协调发展。"第四章第一节规定："推进全民健康生活方式行动，强化家庭和高危个体健康生活方式指导及干预，开展健康体重、健康口腔、健康骨骼等专项行动，到 2030 年基本实现以县（市、区）为单位全覆盖。"第七章第一节规定："实施慢性病综合防控战略，加强国家慢性病综合防控示范区建设。强化慢性病筛查和早期发现，针对高发地区重点癌症开展早诊早治工作，推动癌症、脑卒中、冠心病等慢性病的机会性筛查。基本实现高血压、糖尿病患者管理干预全覆盖，逐步将符合条件的癌症、脑卒中等重大慢性病早诊早治适宜技术纳入诊疗常规。加强学生近视、肥胖等常见病防治。到 2030 年，实现全人群、全生命周期的慢性病健康管理，总体癌症 5 年生存率提高 15%。加强口腔卫生，12 岁儿童患龋率控制在 25% 以内。"第九章第一节规定："实施中医临床优势培育工程，强化中医药防治优势病种研究，加强中西医结合，提高重大疑难病、危急重症临床疗效。大力发展中医非药物

疗法，使其在常见病、多发病和慢性病防治中发挥独特作用。发展中医特色康复服务。健全覆盖城乡的中医医疗保健服务体系。在乡镇卫生院和社区卫生服务中心建立中医馆、国医堂等中医综合服务区，推广适宜技术，所有基层医疗卫生机构都能够提供中医药服务。促进民族医药发展。到 2030 年，中医药在治未病中的主导作用、在重大疾病治疗中的协同作用、在疾病康复中的核心作用得到充分发挥。"

为进一步加强慢性病综合防控工作，国家卫生计生委于 2016 年 10 月 20 日对《慢性非传染性疾病综合防控示范区管理办法》（卫办疾控发〔2011〕35 号）进行了修订，制定《国家慢性病综合防控示范区建设管理办法》（国卫办疾控发〔2016〕44 号）。文中明确指出："示范区建设的目标是坚持以人民健康为中心，强化政府责任，创造和维护健康的社会环境，培育适合不同地区特点的慢性病综合防控模式，总结推广经验，引领带动全国慢性病综合防控工作，降低因慢性病造成的过早死亡，有效控制慢性病疾病负担增长，推进健康中国建设。"以上政策的出台为健康文化产业的发展带来了机遇和挑战。

2019 年 1 月 8 日，人民网、《健康时报》主办的第十一届健康中国论坛（2018 年度）在北京举行。健康中国论坛与健康中国战略相伴，迄今已经连续举办了十一届，围绕着健康中国，每届都有新的主题。试以近五届健康中国论坛为例。

第七届健康中国论坛（2014 年度）主题：医药健康产业融合与新生。探索产业融合与新生之道。就新媒体布局、医药技术创新等主题进行探讨和交流。第八届健康中国论坛（2015 年度）主题：医药健康产业跨界与融合。它依托深厚、优质的医疗资源，聚拢产、学、研、媒各方资源，对医药健康产业在互联网时代的跨界和转型开展多角度、多领域的探讨，尤其关注医药健康企业在互联网时代品牌的跨界和转型。第九届健康中国论坛（2016 年度）主题：大健康，大融合，大发展。聚焦健康中国战略规划与实施，关注医药卫生产业融合与发展，深度解析《"健康中国 2030"规划纲要》、药品审评政策。第十届中国健康论坛（2017 年度）主题：新格局·新业态·新征程。论坛特别关注党的十九大后我国医疗改革、医药政策、慢性病防控、健康城市、养老产业、健康管理等健康中国战略关注的重大议题。第十一届健康中国论坛（2018 年度）主题：大格局、大融合。围绕健康中国战略的核心议题和健康产业发展进行解读和探讨。

中国投资咨询网 2018 年 12 月发布的《2019—2023 年中国大健康产业深度调研及投资前景预测报告》指出：一是大健康产业是中国消费升级趋势下受益最大的产业。随着居民消费能力的提升和健康意识的增强，人们不再满足于基础的物质生活需求，进而追求更高的健康生活需要，未来，人们在健康上的投入增速势必大大超过基本需求投入。二是大健康产业是典型的高增速、大增量的蓝海市场，市场空间巨大。2010—2016 年间，大健康产业复合增长率高达 19.4%，预计到 2022 年，国内大健康产业的产值规模有望达到 25 万亿元。三是大健康产业市场的增长趋势具有可持续性。随着收入的稳定增长，健康需求也会稳步上升。大健康产业是全生命周期产业，中国现存的很多百年老店（如北京的同仁堂等）都跟大健康有或多或少的关系，未来发展潜力无限。

二、康养和康养产业

虽然"康养"目前还没有一个明确且被业内广泛接受的界定，但从学术界的角度来看，普遍将"康养"解读为"健康"和"养生"的集合，重点在于生命养护之上，用"健康"和"养生"的概念来理解"康养"的内容。从产业界的角度来看，倾向于将"康养"等同于大健康，重点是把"养"解读为养老，认为"康养"是健康与养老的统称。从行为学的角度来看，将"康养"看作是一种行为活动，是维持身心健康状态的集合。从更一般的角度来看待，"康"是目的，"养"是手段。从生命学角度来讲，"康养"要兼顾生命的三个维度，即生命长度、生命丰富度、生命自由度。

康养产业就是为社会提供康养产品和服务的各相关产业部门组成的业态总和。然而，根据消费群体、市场需求、关联产业、资源差异和地形地貌的不同，又可以衍生出不同的康养产业类型。

1. 基于消费群体的康养产业

一方面从消费群体的年龄构成来看，人的一生一般要经历不同的阶段，依据年龄构成进行划分，不同年龄群体有不同的产业分类。①妇、孕婴、幼康养：这是康养产业中新的分支，随着社会和家庭对妇、孕、婴、幼群体重视度的不断提升以及该群体消费转向多元化，妇、孕、婴、幼的健康需求不再局限于医疗保健，更多母婴健康产品服务持续涌现，如产前检测、产后恢复、胎儿早教、小儿推拿、妇幼膳食、益智玩具等其他围绕妇、孕、婴、幼群体的康养产品。②青少年康养：是指为满足青少年群体康养需要的产业集合。因此，针对这一群体的康养供给更多是围绕教育、体育、旅游、美容、养生以及心理咨询等方面展开，如健身赛事、康复医疗、中医药疗养、亚健康防治、美体美容、心理诊疗等相关产品与服务。③中老年康养：由于业界始终将健康和养老视为康养产业的主要组成，且现阶段中国社会加速步入老龄化，因此中老年康养长久以来都集中或等同于养老产业。就现阶段该群体实际需求来看，中老年康养不仅包含养老产业，还包含医疗旅游、慢性病管理、健康检测、营养膳食、老年文化等相关及周边产业。

另一方面从消费群体的个体健康来看，一般把人群分为健康、亚健康和病患三类，健康群体重保养、亚健康群体重疗养、病患群体则重医养。①健康状态的保养：健康人群的康养需求集中在对身心的保养上，即通过健康运动、休息睡眠以及其他心理和精神方面的康养行为等保持身心健康状态。基于健康人群的康养业主要集中在体育、健身、休闲、旅游、文教和影视等。②亚健康状态的疗养：亚健康人群是目前康养产业最关注的人群之一，对应的康养业主要集中在健康检测、疾病防治、保健康复等行业。如中医养生、保健品、康复运动、心理咨询、休闲旅游等，都是亚健康人群疗养类康养产业的主要构成。③病患状态的医养：病患人群医养是目前康养产业最成熟的构成，涉及行业主要集中在三个层面，一是诊疗、医护等医疗服务业；二是生物、化学制药等药物制造加工业；三是医疗器械、电子设备等装备制造业。

2. 基于市场需求的康养产业

康养的基本目的是实现从物质、心灵到精神等各个层面的健康养护，实现生命丰富度的内向扩展。①基于养身的康养：养身就是对身体的养护，保证身体机能不断趋于最佳状态或保持在最佳状态，是目前康养最基本的养护内容和目标。如保健、养生、运动、休闲、旅游等产品或服务，旨在对康养消费者的身体进行养护或锻炼，满足康养消费者身体健康的需要。②基于养心的康养：养心就是对心理健康的关注和养护，使康养消费者获得心情放松、心理健康、积极向上的心理体验。因此，养心康养所涉及的产品或产业主要有心理咨询、文化影视、休闲度假等对人心理层面产生影响的产品或服务。③基于养神的康养：养神就是对人的思想、信仰、价值观念等精神层面的养护，旨在保证个人精神世界的健康和安逸。基于养神的康养业具体涉及的内容主要有安神养神产品、宗教旅游、艺术鉴赏与收藏服务以及禅修服务等。

3. 基于关联产业的康养产业

根据康养产品和服务在生产过程中所投入生产要素的不同，将康养产业分为康养农业、康养制造业和康养服务业三大类。①康养农业是指所提供的产品和服务主要以健康农产品、农业风光为基础和元素，或者是具有康养属性、为康养产业提供生产原材料的林、牧、渔业等融合业态，如果蔬种植、农业观光、乡村休闲等。主要以农业生产为主，满足消费者有关生态康养产品和体验的需要。②康养制造业泛指为康养产品和服务提供生产加工服务的产业。根据加工制造产品属性的不同又可以分为康养药业与食品，如各类药物、保健品等；康养装备制造业，如医疗器械、辅助设备、养老设备等；康养智能制造业，如可穿戴医疗设备、移动检测设备等。③康养服务业主要由健康服务、养老服务和养生服务组成。健康服务包括医疗卫生服务、康复理疗、护理服务等；养老服务包括看护服务、社区养老服务、养老金融服务等；养生服务包括美体美容、养生旅游、健康咨询等。

4. 基于资源差异的康养产业

康养产业是资源依赖性很强的产业，根据自然资源的不同可将康养产业分为不同类型。①森林康养是以空气清新、环境优美的森林资源为依托，开展包括森林游憩、度假、疗养、运动、教育、养生、养老以及食疗（补）等多种业态的集合。②气候康养以地区或季节性宜人的自然气候（如阳光、温度等）条件为康养资源，在满足康养消费者对特殊环境气候的需求下，配套各种健康、养老、养生、度假等相关产品和服务，形成的综合性气候康养产业。③海洋康养主要以海水、沙滩、海洋食物等海洋资源为依托，建设形成的海水和沙滩理疗、海上运动、海底科普旅游、海边度假、海洋美食等产业。④温泉康养因大多数温泉本身具有保健和疗养功能，是传统康养旅游中最重要的资源。现代温泉康养已经从传统的温泉汤浴拓展到温泉度假、温泉养生，以及结合中医药、健康疗法等其他资源形成的温泉理疗等。⑤中医药康养以传统中医、中草药和中医疗法为核心资源形成的一系列业态集合。主要有中医养生馆、针灸推拿体验馆、中医药调理产品以及结合太极文化和道家文化形成的修学、养生、体验旅游等。

5. 基于地形地貌的康养产业

根据不同的地形地貌，康养产业可以分为高原康养、山地康养、丘陵康养、平原康养。①高原康养是基于空间特征的康养分类中被关注最多的概念之一。由于高原独有的气候特征和自然风光，往往成为人们旅行的向往之地；又因高原地区的自然和文化等保存相对完整，因此形成了以旅游休闲、高原食品、宗教文化以及民族医药等为主打产品的康养业态。②山地康养针对户外运动爱好者以及静心养性者呈现一动一静的形态，主要有登山、攀岩、徒步、户外生存、山地赛车，以及户外瑜伽、山地度假、禅修活动等。③丘陵康养主要集中在丘陵规模较大和景观较好的地区，由于丘陵特殊的景观和生态环境，其康养以农产品种植、药材生产、生态体验等为主。④平原康养主要集中在农业发达地区，康养产品以绿色果蔬、保健食品等为主。

三、养生和养生类型

中国的养生之道历史悠久，源远流长，为保护炎黄子孙的健康和中华民族的繁衍昌盛做出了杰出贡献。自古以来，人们就将养生的理论和方法称为"养生之道"。《黄帝内经》是我国劳动人民长期与疾病做斗争的经验总结，也是中国医学宝库中现存成书最早的一部医学典籍。其起源于轩辕黄帝，代代口耳相传，后又经医家、医学理论家联合增补发展创作，一般认为成书于春秋战国时期。此书在以黄帝、岐伯、雷公对话、问答的形式阐述病机病理的同时，主张不治已病，而治未病，同时主张养生、摄生、益寿、延年。在《黄帝内经·素问·上古天真论》中就记载道："上古之人，其知道者，法于阴阳，和于术数，食饮有节，起居有常，不妄作劳，故能形与神俱，而尽终其天年，度百岁乃去"，其中的"道"，就是养生之道。追溯"养生"一词，其最早根源于《庄子·养生主》，这是一篇谈养生之道的文章。"养生主"的意思就是养生的要领。庄子认为，养生之道重在顺应自然，忘却情感，不为外物所滞。庄子思想的中心，一是无所依凭自由自在，二是反对人为、顺其自然，字里行间虽是在谈论养生，实际上是在体现作者的哲学思想和生活旨趣，与现代人所说的"养生"虽有区别，但也有几分异曲同工之处。

一般来说，"养"，就是调养、培养、保养、补养的意思；"生"，就是生命、生存、生长的意思。养生是根据生命发展的规律，通过一些饮食、体育、医疗等手段，使人的肌体保持较为健康、舒适的状态，以达到保养身体、减少疾病、增进健康、延年益寿的目的，其贯穿人类生命的全过程。如今，随着人们自我保健意识的增强，不少人在获取现代养生保健知识的同时，也在不断地向古人取经，在养生方面需要注意以下几个问题。

一是要树立正确的生死观和健康观。人的生老病死是不可抗拒的客观规律，如何对待死亡，这是一个不可回避的话题。有的人能够正确对待，泰然处之；有的人则惧怕不已，惶惶不安。南宋文天祥在《过零丁洋》中写道："人生自古谁无死？留取丹心照汗青。"意思是说，人生自古以来有谁能够长生不死？我要留一片爱国的丹心映照史册，表现了慷慨激昂的爱国热情和视死如归的高风亮节，以及舍生取义的人生观。司马迁在《报任安书》中讲道："人固有一死，或重于泰山，或轻于鸿毛。"意思是说，人终究免不了一死，但死的价值是可以完全不同的。为了正义的事业而死就比泰山还重，而那些自私自利、损人利己的人之死就比鸿毛还轻。这都是中国传统文化中正确的生死观和中华民族传统美德的崇高表现。人民的好干部兰考县委书记焦裕禄同志，明知自己患的是不治之症，仍然带领群众奋战在生产劳动的第一线，直至生命的最后一刻，体现了一个唯物主义者对待死亡的大无畏精神。从养生的角度来讲，全国各地由患者组织的"抗癌俱乐部""糖尿病俱乐部"等也都很好地展现了他们对生命的热爱和希冀。

二是科学对待传统养生。我国古代养生理论和方法是中华民族传统文化的重要组成部分，但受时代的限制，传统养生中也存在良莠不齐的情况。科学的方法是去伪存真，去粗取精，这也是继承传统文化，获取养生知识的一个基本原则。需要提醒的是，近年来，随着回归自然和全球保健热的出现，一股崇古复古的潮流也随之而起。一些人利用人们追求养生长寿的美好愿望，披着科学的外衣，打着弘扬传统文化的旗号，兜售早已被扔进历史垃圾堆的封建糟粕和迷信巫术，干着图财害命的勾当。对此，应引起广大群众的高度警惕，更要谨防落入他们的圈套。

人们对时下的"养生热"要有冷静的思考，要始终把科学性放在首位，学习传统养生理念和方法，结合日渐成熟的医学科学力量，从而达到延年益寿的目的。

三是因时因地因人施养。健康长寿并非一朝一夕或通过一功一法就能实现，我国历代养生学家都主张养生要因时、因地、因人制宜。针对各自不同的特点，审证求因，辨证施养，多种形式，全面配合，才能取得良好的效果。例如，"春捂秋冻，不生杂病"这句养生民谚，从某种意义上说也是民间对因时养生认识的总结。但我们在具体生活中还要讲究"三因制宜"。从时间上来讲，"春捂"主要在早春，一定要捂过"倒春寒"，等气候基本稳定之后才能渐次减衣；而"秋冻"则主要在仲秋，一旦进入晚秋，就应当及时添衣。从地域方面来讲，我国的北方应延长"春捂"的时间，并缩短"秋冻"的时间，而南方则恰恰相反。就人体而论，上述内容只针对一般的青壮年和无病之人，而对老人、小孩和患者就不能一概而论，需加强"春捂"，不可过早减衣；在晚秋时，则要尽快添衣否则就容易生病。总之，养生除了讲求"天时、地利、人和"之外，还要进行辨证，从中医角度讲，若不问阴阳表里，寒热虚实，一个食疗方，大家都来吃，难免会出现问题。

四是有病不能讳疾忌医。从某种意义上讲，疾病也是生命的一种表现形式，与生命相伴相随。人不可能长生不老，也不可能一辈子不生病。所谓养生，不过是通过调养自身的生生之气，从而起到预防疾病的效果。然而，一旦生病的话，就应当及时去找医生诊治，并听从医生的劝告和安排，积极配合，切莫讳疾忌医，将小病养成大病。

中国传统养生文化有着数千年的历史，一直都影响着人们的生活。自古以来人们就非常重视养生益寿，也积累了丰富的经验，中国历代养生家、医学家、道佛教理论家创立了养生学有系统的理论，儒家、佛教也甚为关注养生的问题，并有不少真知灼见，《黄帝内经·素问》和《庄子·养生主》都是杰出的代表。相对于世界其他地区的养生文化而言，中国的养生文化的理论与实践汇集了我国历代劳动人民防病健身的众多方法，糅合了儒、道、释及诸子百家的思想精华，博大精深，是中国古典传统文化的瑰宝。

养生类型分为文化养生型、长寿资源型、美食养生型、生态养生型、综合养老型、居住养生型、体育文化型、医学结合型等。

1. 文化养生型

深度挖掘项目地独有的宗教、民俗、历史文化，结合市场需求及现代生活方式，运用创意化的手段，打造利于养心的精神层面的旅游产品，使游客在获得文化体验的同时，能够修身养性、回归本心、陶冶情操。比如，依托宗教资源，打造文化度假区；依托中国传统文化，打造国学体验基地等。

2. 长寿资源型

依托长寿文化大力发展长寿经济，形成食疗养生、山林养生、气候养生等为核心，以养生产品为辅助的具有健康餐饮、休闲娱乐、养生度假等功能的健康养生养老体系。

3. 美食养生型

药食同源，是东方食养的一大特色。因此，美食养生可以说是健康旅游中至关重要的一项内容。健康食品的开发可以与休闲农业相结合，通过发展绿色种植业、生态养殖业，开发适宜于特定人群、具有特定保健功能的生态健康食品，同时结合生态观光、农事体验、食品加工体验、餐饮制作体验等活动，推动健康食品产业链的综合发展。

4. 生态养生型

以原生态的生态环境为基础，以健康养生、休闲旅游为发展核心，重点建设养生养老、休闲旅游、生态种植等健康产业，一般分布在生态休闲旅游景区或者自然生态环境较好的区域。 即依托项目地良好的气候及生态环境，构建生态体验、度假养生、温泉水疗养生、森林养生、高山避暑养生、海岛避寒养生、湖泊养生、矿物质养生、田园养生等养生业态，打造休闲农庄、养生度假区、养生谷、温泉度假区、生态酒店、民宿等产品，形成生态养生健康小镇产业体系。

5. 综合养老型

需要具有一定的环境资源，同时拥有具有一定经济实力的老年群体。可以将医疗、气候、生态、康复、休闲等多种元素融入养老产业，发展康复疗养、旅居养老、休闲度假型"候鸟"养老、老年体育、老年教育、老年文化活动等业态，打造集养老居住、养老配套、养老服务为一体的养老度假基地等综合开发项目，为老年人打造集养老居住、医疗护理、休闲度假为主要功能的养老小镇，带动护理、餐饮、医药、老年用品、金融、旅游、教育等多产业的共同发展。

6. 居住养生型

居住养生是以健康养生为理念，以度假地产开发为主导而形成的一种健康养生方式。这种养生居住社区向人们提供的不仅是居住空间，更重要的是一种健康的生活方式。除建筑生态、环境良好、食品健康等特点外，还提供全方位的康疗及养生设施及服务，并为人们提供冥想静思的空间与环境，达到在恬静的气氛中修身养性的目的。

7. 体育文化型

依托山地、峡谷、水体等地形地貌及资源，发展山地运动、水上运动、户外拓展、户外露营、户外体育运动、定向运动、养生运动、极限运动、传统体育运动、徒步旅行、探险等户外康体养生产品，推动体育、旅游、度假、健身、赛事等业态的深度融合发展。

8. 医学结合型

康疗养生产品的构成主要是以中医、西医、营养学、心理学等理论知识为指导，结合人体生理行为特征进行的以药物康复、药物治疗为主要手段，配合一定的休闲活动进行的康复养生旅游产品，也包括康体检查类产品。这是医疗旅游开发中的重要内容之一。

四、智慧养老及其现状

养老是一种民生范畴，是指到了退休年龄阶段后保持生活质量的要求。随着中国进入老龄化社会，2013 年以来，中共中央、国务院、国家机关先后发布多个关于全方位做好养老工作的相关文件，对促进全社会养老服务业更好更快发展作出部署，为有效做好养老工作明确了发展方向。

1. 党和国家出台的相关政策

（1）《国务院关于加快发展养老服务业的若干意见》。

2013 年 9 月印发的《国务院关于加快发展养老服务业的若干意见》（国发〔2013〕35 号）提出，到 2020 年，全面建成功能完善、规模适度、覆盖城乡的养老服务体系，正式将养老产业列为工作重点，养老服务产品更加丰富，市场机制不断完善，养老服务业持续健康发展。主要任务是统筹规划发展城市养老服务设施，大力发展居家养老服务网络，大力加强养老机构建设，切实加强农村养老服务，繁荣养老服务消费市场，积极推进医疗卫生与养老服务相结合。

（2）《关于加快推进健康与养老服务工程建设的通知》。

2014 年 9 月，国家发展改革委员会等 10 部门联合发布《关于加快推进健康与养老服务工程建设的通知》（发改投资〔2014〕2091号），鼓励社会资本参与建设运营健康与养老服务项目，这既有利于满足人民群众日益增长的多样化、多层次健康与养老服务需求，提升全民健康素质，也有利于扩大内需、拉动消费、增加就业，对稳增长、促改革、调结构、惠民生，全面建成小康社会具有重要意义。要求各地方要高度重视加快推进健康与养老服务工程，结合本地实际抓紧制定完善加快推进健康与养老服务工程的相关政策措施，积极做好项目组织实施、服务引导工作，促进社会资本愿意进、进得来、留得住、可流动。健康与养老服务工程重点加强健康服务体系、养老服务体系和体育健身设施建设，大幅提升医疗服务能力，形成规模适度的养老服务体系和体育健身设施服务体系。

（3）《关于鼓励民间资本参与养老服务业发展的实施意见》。

2015年2月，国家民政部、国家发展改革委等10部门联合发布的《关于鼓励民间资本参与养老服务业发展的实施意见》（民发〔2015〕33号）提出，根据《国务院关于加快发展养老服务业的若干意见》精神，为了充分发挥市场在资源配置中的决定性作用和更好地发挥政府作用，逐步使社会力量成为发展养老服务业的主体，现就鼓励民间资本参与养老服务业发展提出如下意见。一是鼓励民间资本参与居家和社区养老服务；二是鼓励民间资本参与机构养老服务；三是支持民间资本参与养老产业发展；四是推进医养融合发展；五是完善投融资政策；六是落实税费优惠政策；七是加强人才保障；八是促进民间资本规范有序参与；九是要保障用地需求。

（4）《国务院关于积极推进"互联网 +"行动的指导意见》。

2015年7月，国务院发布的《国务院关于积极推进"互联网 +"行动的指导意见》（国发〔2015〕40号）也明确提出"促进智慧健康养老产业发展"，所有这些无疑都会大大推动健康产业的快速发展。在第二条第（六）项"'互联网 +'益民服务"中提出，要加快发展基于互联网的医疗、健康、养老、教育、旅游、社会保障等新兴服务。要促进智慧健康养老产业发展。支持智能健康产品创新和应用，推广全面量化健康生活新方式。鼓励健康服务机构利用云计算、大数据等技术搭建公共信息平台，提供长期跟踪、预测预警的个性化健康管理服务。发展第三方在线健康市场调查、咨询评价、预防管理等应用服务，提升规范化和专业化运营水平。依托现有互联网资源和社会力量，以社区为基础，搭建养老信息服务网络平台，提供护理看护、健康管理、康复照料等居家养老服务。鼓励养老服务机构应用基于移动互联网的便携式体检、紧急呼叫监控等设备，提高养老服务水平。

（5）《中共中央关于制定国民经济和社会发展第十三个五年规划的建议》。

2015 年 10 月，《中共中央关于制定国民经济和社会发展第十三个五年规划的建议》中提到养老与创新。该规划在坚持创新发展方面，提到支持生物技术、智能制造等新兴产业发展，实施智能制造工程，促进生物医药及高性能医疗器械等产业的发展壮大。在坚持开放发展方面，提到有序扩大服务业对外开放，扩大养老等市场准入。在坚持共享发展方面，提到增加公共服务供给，加强社会保障、基本医疗和公共卫生等基本公共服务，努力实现全覆盖。创新公共服务提供方式，能由政府购买服务提供的，政府不再直接承办；能由政府和社会资本合作提供的，广泛吸引社会资本参与。该规划中提到的医疗产业的支持以及进一步开放养老市场的准入，都为发展养老产业提供了有利条件，该规划中强调的"广泛吸引社会资本参与"为民营养老机构的发展提供了政策支持，更加鼓励了养老机构的技术创新与服务创新。

（6）《关于积极发挥新消费引领作用　加快培育形成新供给新动力的指导意见》。

要普及智慧养老机构，发展智慧养老创新，首先要推动养老服务信息化的标准建设、规范先行。2015 年 11 月发布的《国务院关于积极发挥新消费引领作用加快培育形成新供给新动力的指导意见》（国发〔2015〕66 号），要求强化养老、健康等领域关注标准制修订，完善养老服务。建立行业标准和市场规范是推进智慧养老发展的基础，是推动为老服务发展的保障。需要制定一套涉及网络通信、信息安全、物联及互联技术的技术标准，一套涵盖项目的规划、设计、建设、运营、管理、维护的制度性和流程性的规范，最终形成一套集成总体建设运营标准、信息安全保障规范和标准规范的评价体系。除此之外，政府部门要进行顶层设计和集中管理，建立全国统一的智慧养老云平台，汇总全国老年人各项基础信息到一个统一的信息技术平台，为老龄事业决策提供信息支持；实现涉老数据的集中和贯通，形成智慧养老的数据基础。《国务院办公厅关于加快发展生活性服务业促进消费结构升级的指导意见》（国办发〔2015〕85 号）指出，以满足日益增长的养老服务需求为重点，完善服务设施，加强服务规范，提升养老服务体系建设水平，鼓励养老服务与相关产业融合创新发展。国务院办公厅转发国家卫生计生委等 9 部门《关于推进医疗卫生与养老服务相结合指导意见的通知》（国办发〔2015〕84 号）指出，到 2020 年，基层医疗卫生机构为居家老年人提供上门服务的能力将明显提升。

（7）《关于做好医养结合服务机构许可工作的通知》。

2016 年 4 月，民政部下发《关于做好医养结合服务机构许可工作的通知》（民法〔2016〕52 号），指出，各地民政、卫生计生部门要高度重视做好医养结合服务机构许可工作，加强沟通、密切配合，打造"无障碍"审批环境，做好医养结合服务机构筹建指导工作，并提出"两个支持"：支持医疗机构设立养老机构，支持养老机构设立医疗机构。养老机构内设医疗机构，属于社会办医范畴的，按照《关于促进社会办医加快发展的若干政策措施》（国办发〔2015〕45 号）等相关规定，享受政策扶持。

（8）《关于改革社会组织管理制度促进社会组织健康有序发展的意见》。

2016 年 8 月，中共中央办公厅、国务院办公厅印发了《关于改革社会组织管理制度促进社会组织健康有序发展的意见》，对进一步就改革社会组织管理制度、促进社会组织健康有序发展提出意见。指出，大力培育发展包括养老照护在内的社区社会组织，要求各地区各部门采取降低准入门槛的办法，对符合登记条件的社区社会组织，优化服务，加快审核办理程序，并简化登记程序；建立社区社会组织综合服务平台，为社区社会组织提供组织运作、活动场地、活动经费、人才队伍等方面支持。多次提到要加大对社区社会组织的扶持力度，要将老年人列在重点培育对象的首位。

（9）《"健康中国 2030"规划纲要》。

2016 年 10 月，中共中央、国务院印发了《"健康中国 2030"规划纲要》，文中多次对加强养老机构建设，提高老年人健康生活质量提出规范指导意见。第五章"塑造自主自律的健康行为"指出，"加强对学校、幼儿园、养老机构等营养健康工作的指导"。第十章"加强重点人群健康服务"，第二节对促进健康老龄化工作做出指示，推进老年医疗卫生服务体系建设，推动医疗卫生服务延伸至社区、家庭。健全医疗卫生机构与养老机构合作机制，支持养老机构开展医疗服务。推进中医药与养老融合发展，推动医养结合，为老年人提供治疗期住院、康复期护理、稳定期生活照料、安宁疗护一体化的健康和养老服务，促进慢性病全程防治管理服务同居家、社区、机构养老紧密结合。鼓励社会力量兴办医养结合机构，加强老年常见病、慢性病的健康指导和综合干预，强化老年人健康管理。推动开展老年心理健康与关怀服务，加强阿尔茨海默病等的有效干预。推动居家老人长期照护服务发展，全面建立经济困难的高龄、失能老人补贴制度，建立多层次长期护理保障制度。进一步完善政策，使老年人更便捷地获得基本药物。第二十二章"加强健康人才资源建设"特别规定，"加大养老护理员、康复治疗师、心理咨询师等健康人才培养培训力度"，这为建设智慧养老机构的人才基础提供了政策支持。

（10）《关于推进老年宜居环境建设的指导意见》。

2016年10月12日，全国老龄办在京召开新闻发布会，发布由全国老龄办、国家发展改革委等25个部门共同制定的《关于推进老年宜居环境建设的指导意见》（全国老龄办发〔2016〕73号）。提出，到2025年，老年宜居环境建设的总目标是老年宜居环境体系基本建成，加强"住、行、医、养"等硬件设施环境的优化，提升新建住房的适老化水平，推动老旧住房的适老化改造，改善社区环境的适老化状况，多措并举为广大老年人提供支持性环境，最大限度地保障老年人的生活独立、功能维持和社会融入。

文件谋划了适老居住环境、适老出行环境、适老健康支持环境、适老生活服务环境、敬老社会文化环境五大老年宜居环境建设板块，17个子项重点建设任务，提出了安全性、可及性、整体性、便利性、包容性的要求。并对医养结合工作做出指示，鼓励医疗卫生机构与养老机构开展对口支援、合作共建，支持养老机构开展医疗服务，为入住老年人提供无缝对接的医疗服务环境。还对老年健康服务科技水平提出强调，指出，开展智慧家庭健康养老示范应用，鼓励发挥地方积极性开展试点，调动各级医疗资源、基层组织以及相关养老服务机构、产业企业等方面力量，开展健康养老服务。还进一步对智慧养老服务重点建设内容做出规范性指导。

（11）《关于全面放开养老服务市场提升养老服务质量的若干意见》。

2016年12月，国务院办公厅印发《关于全面放开养老服务市场提升养老服务质量的若干意见》（国办发〔2016〕91号），对促进养老服务业更好更快发展作出部署。提出，到2020年，养老服务市场全面放开，养老服务和产品有效供给能力大幅提升，供给结构更加合理，养老服务政策法规体系、行业质量标准体系进一步完善，信用体系基本建立，市场监管机制有效运行，服务质量明显改善，群众满意度显著提高，养老服务业成为促进经济社会发展的新动能。明确了四方面的主要任务：一是全面放开养老服务市场；二是大力提升居家社区养老生活品质；三是全力建设优质养老服务供给体系；四是切实增强政策保障能力。着眼于养老服务业当前面临的突出短板，提出了针对性要求，并明确提出到 2020 年养老服务质量明显改善、群众满意度显著提高的目标。

（12）《"十三五"国家老龄事业发展和养老体系建设规划》。

2017 年 2 月，国务院发布《"十三五"国家老龄事业发展和养老体系建设规划》（国发〔2017〕13 号），提出，到 2020 年，老龄事业发展整体水平明显提升，养老体系更加健全完善，及时应对、科学应对、综合应对人口老龄化的社会基础更加牢固。多支柱、全覆盖、更加公平、更可持续的社会保障体系更加完善；居家为基础、社区为依托、机构为补充、医养相结合的养老服务体系更加健全；有利于政府和市场作用充分发挥的制度体系更加完备；支持老龄事业发展和养老体系建设的社会环境更加友好。

（13）《智慧健康养老产业发展行动计划（2017—2020 年）》。

2017 年 2 月，工业和信息化部、民政部、国家卫生计生委三部委发布《智慧健康养老产业发展行动计划（2017—2020 年）》（工信部联电子〔2017〕25 号）的通知。其发展目标是到 2020 年，基本形成覆盖全生命周期的智慧健康养老产业体系，建立 100 个以上智慧健康养老应用示范基地，培育 100 家以上具有示范引领作用的行业领军企业，打造一批智慧健康养老服务品牌。健康管理、居家养老等智慧健康养老服务基本普及，智慧健康养老服务质量效率显著提升。智慧健康养老产业发展环境不断完善，制定 50 项智慧健康养老产品和服务标准，信息安全保障能力大幅提升。

（14）《关于促进中医药健康养老服务发展的实施意见》。

2017 年 3 月，国家中医药管理局发布《关于促进中医药健康养老服务发展的实施意见》，其工作目标是到 2020 年，中医药健康养老服务政策体系、标准规范、管理制度基本建立，医疗机构、社会非医疗性中医养生保健机构与机构、社区和居家养老密切合作的中医药健康养老服务体系基本形成，中医药健康养老服务基本覆盖城乡社区，60% 以上的养老机构能够以不同形式为入住老年人提供中医药健康养老服务，65 岁以上老年人中医药健康管理率达到 65% 以上。所有二级以上中医医院均与 1 所以上养老机构开展不同形式的合作，中医药健康养老消费潜力不断得到释放，老年人中医药健康养老服务需求基本得到满足。

（15）《"互联网＋民政服务"行动计划》《智慧健康养老产品及服务推广目录（2018 年版）》《关于开展第二批智慧健康养老营养试点示范的通知》。

2018 年的 5 月、7 月和 9 月，民政部、工业和信息化部、国家卫生健康委员会等部委先后发布了《"互联网＋民政服务"行动计划》《智慧健康养老产品及服务推广目录（2018 年版）》（工信部联电子函〔2018〕269 号）《关于开展第二批智慧健康养老营养试点示范的通知》（工信厅联电子〔2018〕63 号），指出，通过构建养老工作大数据平台、智慧养老院示范项目等完善多主体参与、资源共享、公平普惠的互联网养老服务供给体系，对智慧养老"先头部队"企业和产品给予政府资金和社会资金的优先支持、优先采购、有限媒体宣传等政策，用数字经济带动智慧养老、产品服务持续推进。

（16）《国家乡村振兴战略规划（2018—2022 年）》《关于在旅游领域推广政府和社会资本合作模式的指导意见》《关于积极推进大规模国土绿化行动的意见》。

2018 年 2 月、9 月和 11 月，中共中央及国务院文化和旅游部、国家林草局先后颁布了《国家乡村振兴战略规划（2018—2022 年）》《关于在旅游领域推广政府和社会资本合作模式的指导意见》（文旅游发〔2018〕3 号）《关于积极推进大规模国土绿化行动的意见》（全绿字〔2018〕5 号），提出，允许利用一定比例的土地发展林下经济、生态观光旅游、森林康养、养生养老等环境友好型产业，鼓励运用 PPP 模式将旅游资源的经营性开发项目与养老、健康等领域公共服务供给相衔接。在政府的积极鼓励和支持下，"养老＋旅游"将获得创新发展。

2. 国内智慧养老创新与实践

全国老龄办受国务院委托完成的《中国养老产业规划》提出，到 2030 年，我国养老产业的总产值要突破 10 万亿元。一时间，"智慧养老"成为焦点。自 2016 年以来，我国的智慧养老也得到了政府和各界人士的积极推动，已有很多优质的智慧养老项目得到实施。

（1）全国老龄办：全国老龄办计划在全国推进"智能化养老试验基地"建设，并批准筹建全国智能化养老和全国老龄智能科技产业园。

（2）北京：北京市"智能老年公寓信息化系统"采用 NEC 的平板电脑、服务器和网络设备等，实现移动生活护理和医护保健，是中国首家以国际标准规范环境和设施的老年社区。一期占地 117 亩，建筑面积 3.9 万平方米，现有床位数 712 张，已全部住满。为入住老人提供生活照料、营养餐、康复医疗、温泉水疗、文化娱乐等 50 余项服务。其中平板电脑设备广泛运用到老年公寓的各个管理层面，并为老年人提供增值服务。通过平板电脑，即可进行订餐、预约服务等。医护人员还可以利用平板电脑通过无线网络将老人病历信息、病程医嘱、病情观察信息等在房间的床头集中汇总展示，实现移动的医护保健。

（3）天津：天津联通河北分公司整合网络、技术资源等综合优势，与有关部门合作共同为居家老人提供了定制终端、远程服务、紧急求救等一揽子信息化服务，实现了与老年人需求的有效对接。

（4）内蒙古：内蒙古自治区也积极行动，以"互联网 +"为抓手，构建"一台五网"智慧养老应用体系，通过为老服务热线对接需求与服务，实现多样化养老。老年信息科技产业属于战略性新兴产业，其发展方兴未艾，动力十足。

（5）江苏南京：南京市秦淮社区启用"居家养老慢性病远程综合管理服务平台"，南京市鼓楼区建设了"智慧养老试点"，有慢性病且行动不便的老人开始使用智慧养老系统。

（6）福建厦门：厦门思明区成立"中华社区街道公共卫生服务中心"，开发了慢性病远程管理系统，并搭建"健康小屋"采集数据。

（7）江苏常熟：常熟市建设了智慧居家养老服务中心，推出"CCHC 持续照料社区"模式，打造"医养康护"四位一体的养老体系。

（8）浙江杭州：杭州桐庐打造的"智慧医疗"，通过两个数据仪器、一个手腕式监护仪、一张 SIM 卡，为老百姓提供免费的身体数据监测、远程会诊、健康远程检查、急救定位等服务。

（9）浙江乌镇：乌镇联合中科院物联网研发中心引进椿熙堂项目，拟建设惠及全镇的"物联网 + 养老"居家养老服务照料中心。

（10）山东济南：济南建设了"智能居家养老服务中心"，通过互联网、物联网、云计算等技术为居家老人提供可靠、及时、全面的健康测评，并据此为居家老人制定个性化养生、保健方案，对疾病进行早期干预、早期治疗的动态管理。

（11）湖南长沙：长沙韶山路社区上线了"康乃馨智慧养老"综合服务平台，通过智能终端和体检设备为老人提供远程高科技养老服务。

（12）深圳：2015 年 6 月，深圳安康通达与华龄达成战略合作，引入智慧养老及"社区 365 关爱服务"项目，中心总建筑面积 3200 平方米，按照民政部日间照料中心标准建有营养食堂、康复理疗室、健身训练室、心理咨询室、舞蹈室、电脑室、书画室、图书室、棋牌室、无障碍浴室等配套功能室。

3. 智慧养老阶段性成果

（1）2015 年 1 月，国内第一个智慧养老研究所成立。2015 年 1 月，在中国人民大学信息学院成立了国内学术界第一个智慧养老研究所。研究所编辑出版了《智慧养老研究动态》，普及智慧养老理念、宣传相关政策、促进产业发展。

（2）2015 年 5 月，全国首个智慧居家养老服务标准化试点获批。2015 年 5 月，国家标准委正式下达了全国第二批社会管理和公共服务综合标准化试点项目，绍兴市申报的智慧居家养老服务标准化试点榜上有名，成为全国智慧居家养老服务领域的首个服务标准化试点。

（3）2015 年 10 月，第四届全国智能化养老战略研讨会暨智能养老产业展览会召开。2015 年 10 月，第四届全国智能化养老战略研讨会暨智能养老产业展览会在福州召开。大会主论坛上，国家部委领导、两院院士、专家学者围绕智能养老进行深入交流研讨；大会分论坛从医疗、金融、科技角度出发，召开中医药与智能养老融合发展论坛、智能健康生活圈推介及金融支持体系和华龄健康 365 工程发展论坛。

（4）2015 年 11 月，首部智能养老产业蓝皮书出版。2015 年 11 月，我国第一部智能养老蓝皮书《中国智能养老产业发展报告》出版。蓝皮书提出，我国智能养老整体上处于"学、抄、拿"的起步阶段，未来，老龄智能远程医疗的发展前景广阔。

（5）2016 年 1 月，2016"互联网＋"智慧养老创业创新交流大会召开。2016 年 1 月 14 日，陕西省商务厅、民政厅、卫生和计生委共同举办的 2016 中国（西安）"互联网＋"智慧养老创业创新交流大会在西安曲江国际会议中心召开。陕西省政府提出，近几年将重点通过"互联网＋"来实现对养老事业的支持，以智能硬件和"互联网＋"技术相结合的产品借助大数据的支持推动陕西的智慧养老产业快速发展。

（6）2016 年 4 月，信息技术和健康养老融合发展论坛举办。2016 年 4 月 9 日，工业和信息化部电子信息司联合国家卫生和计划生育委家庭发展司、民政部社会福利中心在深圳市组织召开"信息技术和健康养老融合发展论坛"。论坛上，来自 21 家企业的代表及专家学者分别从智能穿戴发展趋势、传感器技术的创新、健康监护设备系统的发展、服务模式的探索、传统行业在健康养老领域的探索和转型升级、养老体系的搭建等方面进行了精彩的主题发言，并发布了《智慧健康养老产业发展白皮书》。论坛为行业专业人士搭建了一个良好的交流平台，对促进信息技术和健康养老融合发展起到了积极的作用。

五、医疗旅游及其现状

医疗旅游是以医疗护理、疾病与健康、康复与修养为主题的旅游服务。而从医疗、旅游产业深度融合角度讲，以游客去异地进行医治、康养、美容和预防等为主要目的而产生的食、住、游等旅游活动，统称为医疗旅游。发展医疗旅游，不仅可以推动健康服务业和旅游业，还将带动其他相关产业的发展，如餐饮、住宿、交通、会展、娱乐、购物、医疗器械制造、医药制造、建筑等，能够有效拉动宏观经济增长。近年来，随着医药卫生需求的增长以及生活水平的提高，人们开始在全世界范围内寻求更加优质的医疗服务，而全球化进程的加快使各国之间的联系更加紧密。因此，将旅游观光和医疗服务相结合的医疗旅游成为全球范围内的潮流与趋势。作为一种新型的旅游形式，近年来医疗旅游的发展势头非常迅猛，并成为很多国家新的经济增长点。[①]

1. 国际医疗旅游现状

在国际医疗旅游中，亚洲凭借在价格与技术方面的诸多优势，正逐渐成为医疗旅游的首选地之一。以印度、泰国、韩国为代表的医疗旅游主要是以低廉的价格、良好的医疗条件参与国际竞争，并以本国的特色优势发展国际医疗旅游。印度以其传统医学阿育吠陀和瑜伽吸引了大量旅游者前往学习、医疗及旅游度假；韩国以其演艺事业的发展带动韩国整形旅游发展，为游客开启集美容和旅游于一体的旅行模式；泰国的医疗机构以低廉的价格提供了包括牙科、激光、整形外科、丰胸、变性以及面部美容等在内的各种医疗服务。

---

① 侯胜田，刘华云，张永康.中国医疗旅游的发展前景与挑战［J］.中国医院，2013，17（5）：27-29.

除东南亚国家外，德国、匈牙利、瑞士、波兰、立陶宛、土耳其、以色列、约旦、古巴、哥斯达黎加等国家都开始积极推动本国医疗旅游的发展。例如，德国凭借发达国家先进的医疗技术、一流的医疗设施、密集的医院布局和良好的医疗信誉吸引外国患者前来就医；匈牙利以其独具特色的保健旅游资源吸引游客，其旅游地拥有完备的医疗保健服务及设施；瑞士通过独有配方的全器官精华素，针对客人的不同特质和衰老状态，制定个性化的抗衰老治疗方案，延缓衰老，让肌体恢复年轻健康的状态，这种羊胎素抗衰老旅游吸引大量游客。

2. 国内医疗旅游现状

中国的医疗旅游产业仍处在尝试探索阶段。北京、上海、广州等少数一线城市对于发展医疗旅游产业表现出极大的热情，积极学习国际医疗旅游发达国家的经验，部分城市也开始着手制定本地区医疗旅游产业发展的相关政策和措施。同时，部分旅游城市也相继推出医疗旅游服务。例如，海南为发展医疗旅游，提出打造国家级中医康复保健旅游示范基地，建设国际科学养生岛，三亚中医院推出的"中医疗养游"也受到国内外游客的推崇，然而医疗旅游仅属起步阶段，规模比较小。广东着力打造中医药文化养生旅游，评出 19 家中医药文化养生旅游示范基地，准备试水医疗旅游。北京的中医传统历史悠久，其发展的中医院与旅游景区相结合的医疗旅游是国内中医旅游发展较早的典范。上海出现国内第一个医疗旅游平台，并在其中融入中医药医疗旅游的元素。四川开创中医健康养生旅游新模式，力求把四川打造成为世界中医药文化与健康养生旅游目的地。

相对于医疗旅游发达的国家，中国的医疗旅游产业主要分布在医疗技术、设备先进或医疗保健资源丰富的地区。现阶段，医疗旅游行业主要分为三类：一类是在线医疗企业，如就医 160、好大夫在线等；另一类是传统海外医疗机构，如盛诺一家、美医汇等；还有一类是在线旅游企业，如携程、途牛等。

其中，春雨国际依托平台沟通抢占国内外医疗旅游市场，利用高性价比的产品辐射更广泛消费客群，稳居第一阵营；盛诺一家、翰翔仁和、爱康体检宝等聚集绝对高端市场，依托 PC 端和线下发展业务组成第二阵营；就医 160、微医、好大夫在线等利用移动互联网优势试点开发部分产品，形成医疗旅游行业第三阵营。[①]

虽然我国医疗旅游的发展潜力得到认可，但当前还受制于医疗体制、资源配套不均衡等内在原因，整体来说还处于起步阶段。我国的医疗旅游虽然已开拓了部分市场，但是医疗旅游在国内起步较晚，发展较为缓慢，缺乏一个优质、完善、全程的医疗旅游服务及支撑系统，且规模普遍较小，一些具有民族特色与地方特色的资源尚未充分开发，也未开发出满足旅游者个性化需求的配套产品。

六、康养、养生、医疗旅游发展前景及战略意义

亚洲是全球康养、养生、医疗旅游业最为发达的地区之一，在印度、泰国等一些康养、养生、医疗旅游大国的带动下，亚洲康养、养生、医疗旅游业的发展极为迅速，优质的医疗服务、美丽的风景以及合理的价格吸引了大批消费者，使亚洲已经成为世界范围内康养、养生、医疗旅游的首选地之一。中国康养、养生、医疗旅游具有良好的发展环境。

除其他旅游及医疗服务资源外，以中医药、藏医药为代表的传统优势资源是我国康养、养生、医疗旅游产业发展的重要推动力量。随着全球化、欧美自然疗法以及"回归自然"潮流的兴起，全球正在兴起一股天然药物热，源自天然的中医药受到越来越多国家和地区的信赖与应用。传统的针灸、刮痧、拔罐、气功、太极拳、按摩、药膳、药酒、洗温泉等都是可供选择的具有巨大发展空间的保健旅游项目，如果再配上中草药、藏药等保健品的旅游纪念品开发，以及有关中医文化与历史遗迹的参观学习，一定能使我国的康养、养生、医疗旅游得到长足的发展。

1. 扩大了旅游业的发展空间

康养、养生、医疗旅游作为一种新兴产业，集健康、养生、医疗与旅游为一体，越来越受到人们的青睐。我国康养、养生、医疗旅游资源丰富，具有

---

① 温程辉 .2018 年医疗旅游行业现状与趋势分析　将迎来快速发展新时期［EB/OL］.（2018-05-06）［2019-02-25］.https：//www.qianzhan.com/analyst/detail/220/180504-f964006a.html.

开展康养、养生、医疗旅游的多方面条件，开展康养、养生、医疗旅游顺应人们对旅游需求的多元化发展趋势，满足了更多人群特别是有保健医疗需求的人群对旅游的需求。此外，随着我国老龄化趋势的加快，针对老年消费者的集医疗、保健、旅游等多项服务于一体的康养、养生、医疗旅游必将获得欢迎。① 因此，康养、养生、医疗旅游扩展了传统旅游业的发展空间，丰富了传统旅游业的内涵。

2. 为中医药、藏医药的发展开辟了新的途径

中医药、藏医药旅游是一种探索性的，以中医药、藏医药为载体的旅游项目，集旅游与中医药、藏医药为一体，是中医药、藏医药的延伸和旅游业的扩展。当前的康养、养生、医疗旅游发展呈现出明显的全球化趋势，发展以中医药、藏医药为特色的中国康养、养生、医疗旅游，提升了中医药、藏医药文化，扩大了中医药、藏医药医疗服务在国际上的影响力，加深了世界各国对中医药、藏医药的了解，刺激了消费者对于中医药、藏医药的需求，为我国中医药、藏医药事业的可持续发展提供了新的动力，开辟了新的途径。

3. 符合国家经济发展的基本政策

发展康养、养生、医疗旅游，推动中医药、藏医药和旅游业融合发展，是贯彻落实《国务院关于加快发展旅游业的意见》（国发〔2009〕41号）和《国务院关于扶持和促进中医药事业发展的若干意见》（国发〔2009〕22号）的重要举措。并且，中国已进入"十三五"规划发展时期，医药经济与服务经济是未来我国经济发展的增长点。康养、养生、医疗旅游的发展对于我国老年人保健、医疗服务、旅游等大批相关产业具有极强的带动作用，符合国家调整产业结构、鼓励服务产业发展的国策。

康养、养生、医疗旅游是一种新型的朝阳产业，发展康养、养生、医疗旅游产业具有极大的战略价值。医疗服务业和旅游业的创汇率都很高，康养、养生、医疗旅游强强联合，在本国医疗技术设备和旅游资源不移动的情况下直接创汇；医疗业与旅游业都是劳动密集型产业，康养、养生、医疗旅游业的发展必然带来就业岗位的增加。

---

① 侯胜田．以中医药为特色的中国医疗旅游产业发展战略探讨［J］．中国中医药信息杂志，2013，20（12）：1-3.

我国居民正在进入避暑避霾避寒、养生养心养老的大众旅游时代，人们愈加追求健康和精神享受，旅游度假作为新时期人们的一种旅居生活方式，逐渐成为休闲生活主流。"康养 + 旅游 + 地产"无疑可以催生一系列新业态，成为新时期经济突破发展的一种新模式。

随着医疗技术的全球化发展，未来各个地区医疗水平的差异化将会逐步减小，在这样的发展趋势下，旅游在疾病治疗类医疗旅游中的地位将会进一步提高，消费者对于医疗旅游过程中的旅游项目、旅游服务将会更加重视。我国将引导国际竞争优势的企业和金融机构聚集，分阶段引进国际先进的医疗设备与技术，逐步形成世界领先的医疗旅游产业集聚区，将医疗护理、健康管理、康复保健、休闲养生、旅游观光相结合。在发展关系上，主要以政府为主导，医疗旅游产业链上相关企业后续跟进；在发展形态上，将形成四大形式，即城、镇、园、区；发展次序上，第一阶段主要包括市场需求与调研与资源推广、包装设计医疗旅游产品，第二阶段发展医疗旅游配套和培养专业接待队伍，第三阶段建立医疗旅游产业发展基金、医疗旅游有关的法规和规范。

中国具有丰富的康养、养生、医疗旅游资源，具有发展康养、养生、医疗旅游的巨大潜力和得天独厚的优势。此外，中国拥有独特的中医药、藏医药文化，发展以中医药、藏医药为特色的康养、养生、医疗旅游，不但可以成为中国康养、养生、医疗旅游产业新的增长点，而且可以为中医药、藏医药的发展开拓新的思路，成为中医药、藏医药文化国际传播的新途径。

第四节 健康养生农业：都市休闲新体验

随着时代的推进，社会和经济也在不断地进步，人们的收入水平和生活需求同样也在不断攀升。但是在这样的环境下，人们往往忽视了生态环境对于自身的重要作用，继而忽视了健康对于自身发展的重要性。当前，由于社会生活节奏的不断加速，人们的健康状况也普遍堪忧，大部分人都处于亚健康状态，正因为如此，人们对健康也越来越关注，养生保健逐渐成为现代生活方式中不可或缺的重要组成部分。此时，一个能帮助人们缓解身心疲劳、调节人们身心健康的休闲场所的建设亦成为现代社会发展的必然趋势。与此同时，伴随着工业文明的发展，久居高楼如林、车声嘈杂、空气污染的城市之中的人们期盼着亲近自然、返回自然，去重新感受自然的呼吸，渴望返璞归真的生活，中国传统的休闲养生文化亦重新回归到人们的视野中，使得以养生为文化内涵的休闲农场在现代社会逐渐兴起。

文化创意产业和旅游业的融合发展为休闲农业旅游提供了新的发展思路。文化创意可为休闲农业旅游产品的开发提供独特的卖点，增强旅游产品的趣味性与体验性。休闲农场作为一种新兴的农业产业形态，是农业与旅游业的有机结合，也是将第一产业、第二产业与第三产业相结合的综合性产业形态。我国休闲农业兴起于改革开放后，起步虽晚却发展极快，20世纪90年代，实现以观光为主的参观性农业旅游向发展观光与休闲结合的休闲农业旅游的转变；进入21世纪以来，随着经济形势、市场环境、消费方式等发生的巨大变化，休闲农业发展迎来良好的历史机遇，有了更长足的发展，已步入功能拓宽为观光、休闲、娱乐、体验、学习、健康等综合功能的规范经营阶段。休闲农业的发展已使全国2000万人脱贫，成为带动农村经济繁荣和发展的重要力量，尤其是近几年来，休闲农业产业发展得到党中央的高度重视，国家为推动休闲农业良性发展积极采取措施，2012 年中共中央一号文件《关于加快推进农业科技创新持续增强农产品供给保障能力的若干意见》中明确提出，"积极发展休闲农业、乡村旅游、森林旅游和农业服务业，拓展农村非农就业空间"。同年 7 月，农业部与国家旅游局签署合作框架协议，明确"共同推进休闲农业发展"主题，可以说，目前我国发展休闲农业具有良好的时代背景和发展契机。

一、休闲养生农场（区域）的选址

休闲养生农场是指充分利用自然环境、生态资源、田园景观以及民俗文化等，同时与农林渔牧生产、农业经营活动以及农村文化等紧密结合，具有生产、生活、生态"三生"一体特征的，并能为人们提供观光、游览、休闲、教育、体验等功能的，能够满足人们对农业及农村之生活体验需求的农业经营场所。

休闲农场建设地点的选择十分重要，应充分依托当地得天独厚的自然条件，使人适宜于自然，回归自然，返璞归真，达到"天人合一"。具体而言，包括以下几个方面：一是位置的选择。休闲农场建设的最佳位置是山与水的附近，特别是坐落于山南水北的位置，因为北面的山峰可以阻挡来风，南面的水能够降低吹来的夏季风的温度，同时使得空气得以净化，保证气场的稳定，这样能够有利于植被的保护。二是地下水质合格。比如在植被生长方面，一些含有害元素的土壤以及一些潮湿腐烂的地质，对休闲农场的植被选择以及人体的健康都产生比较大的不良影响。相比起地质来说，水质其实要更加重要，这是因为不同地域的水分含有不同微量元素矿物质。三是景观良好。视野要有一定的开阔度，布局不能过于拥挤，这样能在保证空气流通的同时让人们观望到远处的山和水，欣赏到美丽开阔的景致。四是因地制宜。要根据休闲农场建设所在地域的具体情况，按照环境的客观性和自然性进行调整，如林海、温泉区域得天独厚的先天自然条件。

二、休闲养生农场（农园）体验

在休闲养生农场（农园），通过田间步道、烤肉区、品茗区和钓鱼池将农地、鱼塘、果园等相结合，除提供体验农事必备的生产工具及相关设备之外，配备方便游人、旅客休息的设施，使游人在进行体验之余，可以品茶、参观、游赏、休息，依个人品位、兴趣选择喜欢的休闲项目。体验者有对以往乡村农耕生活充满怀念的人群，有从小生活在城市对于农村生活不了解、对农事耕作活动有强烈好奇心的人群，更有到此休闲养生、健康旅游的人群。

农民在长期农业生产中形成的一种民俗文化，就是以为农业服务和农民自身娱乐为中心的农耕文化。农耕文化集合了儒家文化及各类宗教文化为一体，形成了自己独特的文化内容和特征。几千年来所形成的农耕文化是中华民族赖以生存和发展的基础。农耕体验在设计时一般会选择生长周期短、色彩鲜艳、容易收获的速成蔬菜农作物，如白菜、葫芦、莴笋、萝卜等。在此过程中不仅能让体验者亲身感受到农作物的生长过程，体验农耕过程，还能在较短时间内收获自己亲手种植的成熟农作物，得到的成就感和满足感是巨大的。体验者身心愉悦，达到休闲养生的目的。

随着人们对生活质量的要求日益提高，养生休闲农场（农园）这种新兴的休闲农业形式毫无疑问地将成为国内外重要的休闲形式。它实现了所谓气养肺、静养心、动养生、食养胃、睡养神、文养性的完美结合，迅速为大众所接受，成为人们健康养生的新体验。虽然当前对于养生休闲农场的理论研究和设计实践均处于起步阶段，但是随着人们对养生文化认知的不断升温，对休闲农场在养生质量方面要求的逐渐提高，养生休闲农场的发展将不断趋于专业化与合理化，其内容与形式也将趋于丰富多彩。①

---

① 杨晓翔.基于养生理念的休闲农场设计研究［D］.福州：福建农林大学，2013.

第五节　大众健康养生观念的媒体传播

　　健康是个体的事，也是国家的事。2015年全国"两会"期间，"健康中国"的概念首先出现在《政府工作报告》中。2016年全国卫生与健康大会上，习近平总书记强调推进健康中国建设，指出"把人民健康放在优先发展的战略地位"。2017年，党的十九大报告提出实施健康中国战略，确立"人民健康是民族昌盛和国家富强的重要标志"。随着健康中国战略的推进，健康被赋予了前所未有的高度。

　　媒体作为一种独特的公共资源和社会力量，是作用于人类健康的重要社会环境因素，在人类社会发展中扮演着重要的角色。在现代社会中，大众媒介在向人们迅速公开和提供大量不同的信息，通过舆论导向、公众人物的示范作用以及社会教育、发布广告等形式改变着人们的健康观念，传递着健康知识，乃至引导着健康行为、健康消费等。对大众传媒的拥有和使用习惯，还直接影响着人们的起居作息和生活方式。一般来说，公众获取与健康相关的知识和信息也是通过各种媒介。主要的健康传播方式是人际传播、大众传播（如报纸杂志、电视、网络传播等），而极少是通过直接个人经验。换句话来说，大众传播媒体不仅提供人们健康的相关信息，同时还对人们心中的健康相关形象及对健康的了解程度产生影响。正如传播学创始人威尔伯·施拉姆（Wilbur Schramm）所说："媒介一经出现，就参与了一切意义重大的社会变革。"大众传播媒介在将医疗成果转化成大众健康知识加以传播、正确构建社会图景以帮助受众建立预防观念等方面都发挥着重要作用。人们认识健康和对健康的重视，一方面是由于随着科技进步，人们对生活品质有了更高的追求，对健康的认识更深入了；另一方面，是媒介传播使得这些问题被重视。在某种意义上说，是大众传媒建构了日常生活中民众的健康观念。

　　随着人们健康意识的提高，健康传播不再是医疗系统的特权，不再与社会文化相分离，而是与生活紧密相连。电视、报刊、广播等传统媒体利用各种方式向公众传播健康知识和信息。在新媒体环境下，移动 APP 的发展使随时随地浏览健康信息成为可能，社会化媒体的壮大使用户共享健康信息成为可能。

一、融媒体平台与健康信息传播

融媒体是充分利用媒介载体，把广播、电视、报纸等既有共同点又存在互补性的不同媒体，在人力、内容、宣传等方面进行全面整合，实现"资源通融、内容兼融、宣传互融、利益共融"的新型媒体。比如，《健康时报》是《人民日报》旗下的拥有报、网、端、微、视、会六大板块的健康融媒体产品，在国内医药卫生健康类媒体中的公信力、受众量、影响力都名列前茅。《人民日报》是党中央机关报、主流媒体排头兵，目前，《人民日报》正在构建大健康融媒体平台。

根据《2018 年中国国民健康大数据报告》数据显示，在我国，慢性病患病率已达 23%，死亡数已占总死亡数的 86%，过去十年内，平均每年新增慢性病例接近 2 倍。心脏病和恶性肿瘤病例增加了近 1 倍。目前，我国国民平均每 10 秒就有一个人罹患癌症，平均每 30 秒就有一个人罹患糖尿病，平均每 30 秒至少有一个人死于心脑血管疾病。中国中医科学院广安门医院花宝金教授因擅长治肿瘤，患者趋之若鹜，一号难求，然而，他却并不开心，他说："我行医几十年，每天都在拼命看病，病人不仅没有减少，反而越治越多，这说明医学发展走入了重治疗轻预防误区，这是一个大隐患。"为了让广大群众获得更多高质量、有价值的健康信息是媒体人义不容辞的职责和使命，也是健康产业发展的机遇和空间。融媒体打破了新旧媒体的壁垒和界限，是一种信息共享。依据媒介属性进行信息传播的新型媒体，在信息触手可得的当今时代，信息传播形态可以最大限度地把用户的个体健康需求释放出来，满足公众需求。以大数据、智库等现代信息技术为基础的传播多形态的呈现与发展，成了健康媒体发展的推动力。健康融媒体要努力融入中国乃至世界大健康产业体系之中，跳出小媒体意识，呈现大发展格局，助力健康中国建设。

二、健康信息的数字化媒体传播

数字化媒体，简单地说就是通过数字化新技术演变出来与传统媒体不一样的传播载体，其代表特点是信息产出者和阅读者更具有交互性与即时性，信息内容更是海量性，传播领域更为个性化与社群化。数字化媒体涵盖了所有数字化的媒体形式，包括所有数字化的传统媒体、网络媒体、移动端媒体、数字电视、数字报纸杂志等。

互联网方面，纵观各大门户网站可以发现，每家门户网站都有专门的健康频道，内容大同小异，包括饮食养生、减肥健身、两性健康以及健康新闻、饮食养身小贴士等。手机媒体方面，初步来看，效果明显。订阅手机报的受众会发现，每天的手机报新闻后面都会紧跟一些实际有用的健康小知识。由于手机媒体具有移动性与随身性、信息的可储存性和传播的再延续性、受众的广泛性等传播特点，因而传播效果极佳，但由于移动运营商推出的健康服务信息大部分需要大众花钱购买，导致手机媒体的传播效果大打折扣。

三、健康信息的自媒体传播

自媒体又称"公民媒体"或"个人媒体"，是指私人化、平民化、普泛化、自主化的传播者，以现代化、电子化的手段，向不特定的大多数或者特定的单个人传递规范性及非规范性信息的新媒体的总称。简言之，即公民用以发布自己亲眼所见、亲耳所闻事件的载体，如博客、微博、微信、百度官方贴吧、论坛/BBS 等网络社区，随意点开自媒体，健康信息扑面而来。自媒体之所以能够蓬勃发展，爆发出如此大的能量并对传统媒体有如此大的威慑力，从根本上说取决于其传播主体的多样化、平民化和普泛化。在自媒体时代，各种不同的声音来自四面八方，"主流媒体"的声音逐渐变弱，人们不再接受被一个"统一的声音"告知对或错，每一个人都在从独立获得的资讯中对事物做出判断。但自媒体也存在着良莠不齐、可信度低、法律不规范等问题。如何在法律上对自媒体进行规范与引导，迫切需要全社会来共谋良策。从 2018 年 10 月 20 日起，国家网信办会同有关部门针对自媒体账号存在的一系列问题开展了集中清理整治专项行动，目前已依法依规全网处置 800 多个自媒体账号。

四、健康信息的传统媒体传播

传统媒体，就是传统意义上的报纸、杂志、电视、广播等以纸张、声波、电波等作为载体进行传递的媒体。在过往数十年间乃至当今，传统媒体作为大众传播的主要媒体，在传播中发挥着主导作用。传统媒体之所以有这样的优势是因为有强大的人力物力资源，同时积累了丰富的经验，还具有突出的区域特色，经过多年努力，其公信力强、权威性高。直至今日，仍然在健康信息传播中发挥着重要作用。虽然传统媒体在传播方式和技术方面已显示出不足，但是传统媒体具有信息供应者的独家优势，专业化的新闻队伍、长期形成的品牌、广阔的信息渠道以及丰富的经验，都不是新媒体在短期内可以造就的，新媒体不可能轻易取代传统媒体的位置。

传统媒体的健康信息传播在真实性、科学性、趣味性、创新型上都亟待提高。国内目前为止还没有高质量的专门传播健康信息的杂志，都是偏重医学的杂志。健康传播内容存在偏颇，市面上畅销的都是治病养生类的健康书籍，如曾经火爆京城的洪昭光的《登上健康快车》以及现在的《不生病的智慧》《求医不如求己》等书，而健康信息传播学术研究方面的书籍少之又少。

从广播电视的健康信息传播来看，细数全国各卫星电视上的健康信息传播可以看出，中央级主流媒体，比如中央电视台、中央人民广播电台走在了这个领域的前端。中央电视台播出十多年的《健康之路》通过央视强大的平台向广大观众普及了很多健康知识，可以说是健康信息传播中的荧屏之王。其他各大省级卫视也都制作了各个种类的健康养生节目，积极探索健康信息传播之道。如湖南卫视打造的大型健康节目《百科全说》、江苏卫视的《万家灯火》、北京卫视的《养生堂》、云南卫视的《健康向前走》、凤凰卫视的《健康新概念》等，都在不同方面积极地运用大众传播手段向观众传递健康知识。但存在的问题是，各卫星电视台，健康养生节目同质化现象严重，缺乏创新与互动，因此，应当适当开发此类栏目，完善健康信息传播。

五、如何解决媒体传播健康信息中出现的问题

各类媒体都通过各种形式向人们传播价值观念、生活信仰和行为方式。就大众媒介和普通受众的关系来讲，大众媒介属于强势的一方，普通受众是作为一个信息不对称的弱势群体，一般会相信大众媒介上的信息指导，而媒介出于自身的利益，会引导需求和消费，建构一套民众健康观念和行为方式。如何解决媒体传

播健康信息时出现的这些问题，进而树立正确的民众健康观念呢？这就需要医疗机构、受众和媒体三方共同努力。医学专家和健康信息传播工作者应该帮助广大群众建立多维健康观；多向普通民众普及医学知识，多一些现代人的养身经验谈。比如医疗广告应从硬性广告变为软性广告，受众应主动增强自身媒介素养。而媒体要提高社会责任感，强化其"社会公器"的功能，提高报道质量和覆盖面，扩大正面舆论，展示积极、实在的生活目标；增强传媒的公信力，善于发现正确把握和反映社会价值观念的不确定区域，找到民众关注的热点、焦点、兴趣点，提供受众青睐的信息以获取预期的信息传播体验，树立良好的传媒形象。

第六节　运动健身类 APP：利用文化创意让用户对健身上瘾

APP 是 Application Program 的缩写，主要包括智能手机及移动终端上的第三方应用程序。APP 大大扩展了手机的功能，是链接云端和终端的媒介，兼有内容输入和输出的双重作用。健康信息传播是 APP 应用的一个重要领域。

一、运动 APP 的功能

运动 APP 是指拥有可以帮助用户记录运动健身数据、指导运动项目学习、相约好友共同参与运动、公开分享运动数据等功能的可穿戴设备或智能第三方运动程序，也称作健身 APP 或健康 APP。例如，Keep、咕咚、乐动力、智能手环。

运动健身类手机 APP 以其丰富的功能、多样的传播形式吸引着受众的眼球。Talking Data 移动互联网数据报告中显示，iOS 与 Android 两大系统上的应用商店里，在运动健身类的 APP 中，跑步类应用的使用率达到了 64.7%，高于健康管理应用和减肥瘦身类应用。自 2014 年以来，我国运动健身类 APP 的活跃受众规模呈每年递增的趋势，说明受众对于获取跑步相关信息的需求量正在逐年增加。

同时，运动健身类手机 APP 中，运动指导是其重要的功能，它的含金量不受时间变化而变化，人们可以通过运动健身类手机 APP 方便快捷地获取运动指导类的信息。例如如何提高运动技能，如何进行运动后恢复，如何防止运动损伤。对于一些专业型的马拉松备赛选手，他们需要的是一些更为专业性的内容，例如训练方法、运动补给等，手机 APP 就像受众的智能教练，为受众进行运动指导。

二、运动 APP 的作用

随着我国的经济快速发展，信息化时代的到来，以及人们对身体健康充满渴望，健身成为人们追逐健康生活的方式，实现身强体壮、幸福安乐的生活状态成为健身爱好者的共同追求。国家提倡利用电子科技产品推动全民健身的发展，使科技产品为全民健身服务。运动 APP 就是在这样的社会环境下被研发并快速火起来，迅速崛起的运动 APP 产业改变着人们的生活方式，也影响着人们的健身参与热情。

一是制定运动健身的目标和计划。运动健身类手机 APP 会根据受众的年龄、性别、身高体重等基础信息去判断受众的健身需求，为受众制定个性化的跑步方案，社交功能可以帮助受众在线上结交更多志同道合的跑友。二是提供运动服务信息。APP 将受众需要的服务类信息整合到 APP 平台上，使受众能在很短的时间内找到自己感兴趣的信息，如运动饮食、跑步装备的使用分享、测评报告、运动场馆、运动线路等方面的信息。三是交流运动信息。运动健身类手机 APP 上具有很多互动式的内容，如晒健身已成为微信朋友圈里人们晒的新内容，越来越多的人开始跑步，将自己的跑步故事分享到 APP 或社交平台上成为展现自我的一种方式。四是采用奖励机制增加运动趣味。运动健身类手机 APP可以增加一些奖励机制，比如，设有好友 PK、运动红包等各类激励受众去运动的方式，使跑步由孤独的运动变成像游戏通关一样紧张刺激、带有不确定性，从而增加人们运动的积极性。五是利用人际传播带动受众参与。运动健身类手机 APP 是一种双向的互动式的传播。不仅限于 APP 平台到受众的单次传播，而更多需要受众去进行二次、多次传播，形成一种扩散式传播，以此来扩大自己的传播力度。

移动互联时代，基于苹果 iOS 系统和安卓系统等的 APP 应用程序方兴未艾，成为网络传播的革新趋势。APP 成为移动互联网的入口，APP 化是当前移动互联网的最大特点，这也为健康传播提供了新的契机和平台。健康信息传播 APP 如雨后春笋般蓬勃发展，"春雨掌上医生""好大夫在线""大姨吗""丁香园用药助手""杏树林""口袋体检""掌上药店"等各种健康信息传播 APP 为用户带来了接受健康知识和健康服务的新渠道和新方式，并将颠覆人们传统的体检、就医、监护等模式，实现更好的自我健康管理。①

---

① 赵冬杰. 移动互联时代我国健康传播 APP 的现状与趋势研究［D］. 开封：河南大学，2014.

第七节　文化和健康心理

　　影响健康的因素很多，而文化对健康特别是对心理健康的影响，一直都是个让人们津津乐道的话题。谈到文化，文化是一个非常广泛的概念，给它下一个严格和精确的定义是一件非常困难的事情。不少哲学家、社会学家、人类学家、历史学家和语言学家等都在一直努力，试图从各自学科的角度来界定文化的概念。然而，迄今为止仍没有获得一个公认的、令人满意的定义。通常认为，文化是指一个国家或民族的历史、地理、风土人情、传统习俗、生活方式、文学艺术、行为规范、思维方式、价值观念等。联合国教科文组织在 2002 年将文化定义为一种复杂的系统，它既包括了这个社会团体在精神上、物质上、智力上、情感上独有的特征，也包括艺术、文学、生活风格、居住方式、价值系统、传统习惯和信仰。为此，我们可以从心理学的角度将文化看成是一个群体的特定的生活行为方式，这种生活行为方式反映了这个群体的社会经验、价值观、态度、社会规范、风俗习惯和信仰。同时，这种行为方式具有传承性并影响下一代人的显性行为和非显性行为。有学者认为，社会文化对人的影响分为三个层次：一是影响服饰、习俗等可观察的外显特征；二是反映判断取向的价值观；三是影响知觉、思想过程、情感以及行为方式。正因为如此，文化才会影响我们的想法，影响我们的情感表达，影响我们的心理健康。同时，文化对人的影响具有潜移默化和深远持久的特点。

一、文化对健康心理的影响

　　健康心理是人类需要的良好心理素质之一。健康心理存在于个体的心理与行为之中，表现为多种形式的乐观、理性、积极、稳定的心理状态。个体的健康心理水平直接影响自身的生活、工作质量；由无数个体构成的民族的健康心理水平，直接影响民族的生存能力与和谐发展。中国儒家文化、道家哲学思想对中国人健康心理的形成起到一定的作用。健康心理主要包括乐观的心理、理性的心理、积极的心理、稳定的心理等。

1. 乐观的心理

乐观是健康心理的重要表现状态。中国人的乐观心理主要表现为"知足常乐"与"顺其自然"。受儒家思想影响，中国人的"知足"是从道德的角度或现实的角度对待得失与功利，主张人生不去强求不现实的功利或物质需求，而要重视心理的知足。"常乐"则体现了中国人乐天的生活态度，无论生活多么艰辛，只要有一点点希望和满足，中国人就会知足常乐，甚至以苦为乐。这种"知足常乐"的心态集中体现了中国人既现实又浪漫的人生态度。

"顺其自然"是道家思想主张的集中体现，以老庄为代表的道家深刻认识到了人类崇尚自然、崇尚自由的自然人性。他们提出人类要"道法自然"，要重返纯朴的自然状态。为此，他们主张做人要追求"柔我"，像自然界的水一样，以至柔而至刚；做人的德行要重视"自然之德"，反对带有表演性的功利之德；对人的态度要"不争"，"无为不争故天下莫能与之争"；生活要"见素抱朴，少私寡欲"；做人的准则提倡率性而为，希望以"无为"而达到"无不为"。因此，"顺其自然"是一种健康的心态，也是道家哲学对人生之道的精辟概括。

与人生的积极心态相比，乐观知足的心态似乎影响着人的上进与追求；但从健康心理的角度认识，"知足常乐"与"顺其自然"应该是人类自我保护、自我保健的重要心理和行为反映。

2. 积极的心理

积极表现为一种积极向上的、朝气勃勃的气势和心态。积极心理在不同文化、不同性格、不同年龄的个体身上有不同的表现。受中国文化长期的"理性"熏陶，传统中国人的性格往往内敛而持重，其心态趋于平静而老成，其生气和热情往往被强大的自制力所压抑。因此，中国人的积极心理转而形成一种深层次的理性表现，其中有代表性的是"不甘放弃"，主要表现为对人生理想的不甘放弃和对真善美的不甘放弃。儒家提倡的"修身、齐家、治国、平天下"的人生之路及人生思想，几千年来，多少仁人志士为之实践、为之奋斗而不甘放弃。道家崇尚自然，追求自由的人生境界又影响了一代又一代的中国人对田园理想的不懈追求。培养了中国人热爱自然、追求美好理想的情操。中国人对真善美的追求，不仅表现在现实生活中，也表现在精神上。对美好事物的不舍追求，也是健康的、积极的心理反应。

3. 稳定的心理

一个人的心理能在一定时期保持相对稳定，而不是大起大落、反复无常、焦躁不安，这种稳定的心态也是健康心理的一个标志。中国人心理的稳定状态，主要反映在中国人性格和行为中的"善守中庸"和"老成持重"上。中国人"善守中庸"是指"君子而时中"，既能固守中正之道，又能具体问题具体分析，以便将面临的不同问题都处理得恰到好处。"中"是无过与不及，恰到好处；"庸"是指平常或者平常之事。能将平常之事都处理好，这样就容易保持心理的平衡与稳定。

中国人的"老成持重"表现为稳健、有经验、有分量，使人产生一定的信任感和安全感。老成持重的人大多重视自我身心修养，具有一定的生活阅历和经验，故能保持心理的稳定。而缺乏人生阅历、经验的人及知识理性思维的人，外倾性强而自控能力差的人，法制道德观念薄弱的人，其心理稳定性往往较差，容易对社会、家庭及其自身带来负面影响。由此可见，稳定的心理对于自身健康和社会的稳定与和谐，均具有重要的意义。

综上所述，中国传统文化"以文化人"的功能对中国人形成乐观、理性、积极、稳定的健康心理有着不可代替的作用。道家文化从自然主义的角度，引导中国人如何生活、如何做人、如何追求自由；儒家文化从现实主义的角度，引导人们如何工作、如何做一个讲道德而务实的人。道家文化与儒家文化的互补，使中华民族的性格更加"理性"和"乐观"。现代中国正处于社会经济高速发展的时期，国家正力倡和谐社会的构建，需要现代中国人具有积极、理性、乐观、稳定的健康心理来投入和谐社会的建设。为此，我们需要继承和发扬中国优秀的传统文化，以影响和发展我们的健康心理。①

二、良好的人文素养对塑造健康心理的积极作用

人文素养是指人的情怀、心态、品性、人格、尊严、价值观等。高水平的人

---

① 汤爱萍. 中国人健康心理中的传统文化影响［J］. 四川行政学院学报，2006（6）：76-77.

文素养，良好的心理状态，是人体健康长寿的根本要素。而人的人文素养和良好的心态，则是由文化的熏陶"内化于心"形成的。人吃五谷，难免会生百病。人有思想，就会有七情六欲。人是情感动物，必然有喜、怒、哀、乐、爱、恶、欲。这种情感不是无缘无故就有的，而是个体受到某种刺激产生的一种身心激动的状态。高兴时的大笑、痛苦时的悲伤、气愤时的发怒、怨恨时的牢骚、憎恨时的险恶、悲哀时的痛苦、等待时的期望、阴影中的恐惧，都是人的情感流露。不同的情感对人体生理状态的影响截然不同。美国长寿学家胡夫兰说，在所有使身体和精神激动的因素中，笑是最健康的，它有利于消化、循环和新陈代谢。最能使人短命的，莫过于不良的情绪和恶劣的心境，如焦虑、颓丧、恐惧、忌妒、贪婪和憎恨等。所以，要想长寿，就一定要有长寿的心态。

有人说，中医的最高境界是养生，养生的最高境界是养心。原国家卫生部首席健康教育专家洪昭光说："其实一个人的一切就取决于心态，心态一变，整个世界就会在你的眼中发生彻底改变。换个角度想问题，你会觉得世界太美了，生活多么美好，多么值得去创造、去欣赏、去享受。"有这么一个故事，从前，有一位老太太，她有两个女儿，大女儿是开染坊的，小女儿是卖雨伞的。老太太一天到晚都愁眉苦脸：天晴担心小女儿家的雨伞卖不出去，心焦；雨天又担心大女儿家染的布干不了，也心焦。后来有人提醒她是否换一种方式想：天晴为大女儿家染的布干得快高兴，雨天为小女儿家的雨伞销量高兴。从此以后，老太太就像换了一个人似的，成天乐呵呵的。

岁月催人老，人心也催人老。人不仅有生理年龄，还有心理年龄。心态好，心情舒畅，就会延缓衰老，反之就会提前老化。提高文化素养，保持良好的心态，对于健康长寿是非常重要的。许多长寿老人总结他们成功的长寿经验如下。

一要热爱生活，乐观向上，让生命充满活力。二要性格开朗，豁达大度，心底无私天地宽。我国著名诗人臧克家高寿99岁，他的养生秘诀是"三开"，即开朗、开明、开放。什么事情都看得开，大千世界，红尘滚滚，人生于斯，哪能没有烦恼呢？海纳百川，"大肚能容，容天下难容之事"，也就心地安然了。三要风趣幽默，排忧解愤，自寻开心。我国著名文史掌故作家郑逸梅先生，1992年辞世，高寿97岁。他的长寿秘诀就是积极乐观，用风趣幽默来排解心中的烦恼。大热天，老人赤膊，照样"立扫千言"，客来也不穿衣，说一声"赤诚相见"，彼此开怀畅谈。老人发脱齿摇，他张口相示，说自己是"无耻（齿）之徒"。有幽默感的人，其体内新陈代谢旺盛，抗病能力强，可以延缓衰老。四要童心、童趣常在，童年的记忆长留，让自己的心永远年轻。南宋大诗人陆游，在人均寿命只有三、四十岁的兵荒马乱年代竟活了 85 岁。他的长寿诀窍就是以童心颐养天年。他在一首嬉闲诗中写道："整书拂几当闲嬉，时与儿孙竹马骑。"五要宽仁厚爱，慈善为怀，做一个有爱心的"仁"者。孔子说："智者乐水，仁者乐山；智者动，仁者静；智者乐，仁者寿。"说的是仁者像大山一样厚重、安宁、坚守，所以心中总是感到充实、完美和坦然，而没有任何遗憾。这样的心态和素养，无疑有助于健康长寿。当然，良好的心境远不止于此，笔者只是择其要者而简述之。

三、健康心理是健康长寿的有力保障

良好的人文素养和健康的心理状态是长寿的重要基础，但如果只有"内化于心"的理念而没有"外化于行"的实际行动，其作用也是有限的。只有知行合一，身心共进，才能更好地实现健康长寿的理想。总结起来就是读书、动脑和适当忙碌。

我国汉代文学家刘向说："书犹药也，善读之可以医愚。"读书是一种积极的思维方式，能使大脑产生一种叫作神经肽的化学物质，可以增强细胞的免疫力，从而有益于身心健康。著名散文家秦牧总结读书的作用时说："书中自有妙药。"戏剧电影大师夏衍说得更为具体："不爱动脑，不爱读书，不爱思考的人，很容易得'阿尔茨海默病'。"据中华医学会对老人存活率的测定表明，脑力劳动者、体力劳动者和无职业者的累计存活率分别为 85％、39.6％和 28％。科学家认为，只有脑运动才能促进脑健康，只有脑健康才能有效地协调和控制全身的功能，从而达到健康长寿的目的。[①]

适当忙碌可以延年益寿。孔子活了 72 岁，已是高寿了，他自我描述为："发愤忘食，乐以忘忧，不知老之将至云尔。"我国著名漫画家方成活到 100 岁，他的养生秘诀就是一个字"忙"。他 89 岁的时候，一位澳大利亚漫画家见他身体硬朗，便向他讨教养生之道，方老说，就是一个字"忙"。被誉为"百科全书"式的学者、

---

① 杨昆．文化修养与健康长寿［J］．劳动安全与健康，1999（4）：16.

经济学家、中科院院士于光远，84 岁开始学电脑，86 岁建立个人网站，92 岁前出版了 76 部著作，活到 98 岁。他是在"忙碌"中享受快乐。学贯中西的大学者季羡林先生逝世时也 98 岁高寿，他自称是"四半"之人，即半聋、半瞎、半瘸、半拐。但他分秒必争，除了打针、吃药，其余的时间全都用在写作上，住院 4 年多，"忙"出的文章不下几十万字，完全忘记了自己是一个病人。文化是治愚治病的良药，是健康长寿的精神营养，在文化修养的基础上保持心理健康，是健康长寿的有力保障。

文化创意是以文化为元素、融合多元文化、整理相关学科、利用不同载体而构建的再造与创新的文化现象。或者说，文化创意就是在文化这个领域类创出新意，或指文化创新的成果。文化创意产业是指依靠创意人的智慧、技能和天赋，借助于高科技对文化资源进行创造与提升，通过知识产权的开发和运用，产生出高附加值产品，具有创造财富和就业潜力的产业。文化创意和大健康产业的融合发展是当前我们面临的一个新课题。

第四章

"文化创意+"
大健康产业的发展模式

　　我国大健康产业在医疗、卫生、保健、生命科学等领域已经取得了重大的成就。目前，我国大健康产业主要由医疗性健康服务和非医疗性健康服务两大部分构成，已形成了四大基本产业群体，即以医疗服务机构为主体的医疗产业，以药品、医疗器械以及其他医疗耗材产销为主体的医药产业，以保健食品、健康产品产销为主体的保健品产业，以个性化健康检测评估、咨询服务、调理康复、保障促进等为主体的健康管理服务产业。与此同时，我国大健康产业的产业链已经逐步完善，新兴业态正在不断涌现，大健康已步入最好的投资周期。而"文化创意+"大健康产业的融合发展还处在发展期，对大健康产业，特别是对"文化创意+"大健康产业的融合发展进行系统的理论探讨研究非常有限。在此，笔者试图列举几个相对成功的案例。

第一节 大健康产业的现状与发展

从国家提出的一系列关于健康服务和养老产业的政策来看，以大健康为理念的发展模式有可能成为未来我国新的经济增长点和扩大内需的着力点，这将促进我国养老健康服务业的快速发展。

一、近年来出台的促进大健康产业发展政策

近年来促进大健康产业发展出台的政策见表 4-1。

表 4-1 近年出台的促进大健康产业发展政策

年份	相关政策
2007 年	新医改方案发布
2012 年	国务院印发《关于"十二五"期间深化医药卫生体制改革规划暨实施方案的通知》，提出了切实可行的新医改方案和"健康中国 2020"的健康发展战略。"健康中国 2020"战略明确提出，到 2020 年，我国卫生总费用占 GDP 的比重要增加到 6.5% ~ 7%，提高约两个百分点，未来政府医疗健康投入将持续增加
2012 年	在党的十八大报告中提到：要坚持为人民健康服务的方向，坚持预防为主。重点推进医疗保障、医疗服务、公共卫生、药品供应、监管体制综合改革。健全全民医保体系。巩固基本药物制度。深化公立医院改革，鼓励社会办医。扶持中医药和民族医药事业发展。改革和完善食品药品安全监管体制机制
2013 年	国务院总理李克强主持召开国务院常务会议，研究部署促进健康服务业发展
2014 年	国家发展和改革委员会等 10 部门联合印发《关于加快推进健康与养老服务工程建设的通知》，鼓励社会资本参与建设运营健康与养老服务项目

年份	相关政策
2015 年	国务院发布的《国务院关于积极推进"互联网＋"行动的指导意见》也明确提出"促进智慧健康养老产业发展"。所有这些无疑都会大大推动健康产业的快速发展
2016 年	中共中央、国务院发布《"健康中国 2030"规划纲要》，是为推进健康中国建设，提高人民健康水平。这个纲要根据党的十八届五中全会战略部署制定
2016 年	国务院发布《"十三五"卫生与健康规划》，是为推进健康中国建设，根据《中华人民共和国国民经济和社会发展第十三个五年规划纲要》和《"健康中国 2030"规划纲要》而编制的
2017 年	党的第十九次全国代表大会报告再次提出"健康中国战略"，大健康行业上升为国家战略
2018 年	国家卫生计生委、国家中医药管理局等部门颁布的《进一步改善医疗服务行动计划（2018—2020 年）》和国家卫生健康委员会等 11 部门颁发的《关于促进护理服务业改革与发展的指导意见》，从医疗切入，推动医养结合向融合发展

二、大健康产业发展现状及前景

2012 年，全球健康产业已达 11.8 万亿美元，仍保持 9% 的增速，远超其他产业。在 2008 年经济危机时健康产业仍保持增长，是经济周期的绿色、朝阳产业。从健康产业占 GDP 的比例看，世界发达国家的平均水平达 15%~20%，而目前我国只有 4%~5%，发展空间巨大。有人将大健康产业发展分为 10 种模式，分别是健康产业集群（健康城）、传统药业延伸、旅游合作、商业地产合作、政府合作、电子商务、医养结合、社区综合健康服务、医疗不动产、健康服务组织模式，这些急需政府、企业、公众的共同关注。据预测，我国健康产业产值在 2030 年将达到 13 万亿元。我国健康产业在医疗、卫生、保健、生命科学等领域取得了重大的成就，开始步入了快速发展的高速路。

2018 年 3 月 13 日，国家旅游局和国家中医药管理局为深入贯彻落实国务院《关于促进旅游业改革发展的若干意见》和《中医药发展战略规划纲要（2016—2030 年）》等部署，根据国家旅游局和国家中医药管理局《关于促进中医药健康旅游发展的指导意见》（2015 年颁发）和《关于开展国家中医药健康旅游示范区（基地、项目）创建工作的通知》，经过组织征集、材料核查、专家评审等环节，拟确定北京昌平中医药文化博览园等 73 家单位为第一批国家中医药健康旅游示范基地创建单位，并进行公示（见表 4-2）。

表 4-2　第一批国家中医药健康旅游示范基地创建单位 ①

序号	地区	名称	申报单位
1	北京	北京昌平中医药文化博览园	北京国开园卧虎山庄健康管理有限公司
2	北京	北京潭柘寺中医药健康旅游产业园	北京鸿博华康中医药科技有限公司
3	北京	中国医学科学院药用植物园	中国医学科学院药用植物研究所（北京药用植物园）
4	天津	天津天士力大健康城	天士力控股集团有限公司
5	天津	天津乐家老铺沽上药酒工坊	天津市达仁堂京万红药业有限公司
6	河北	河北金木国际产业园	金木集团有限公司
7	河北	河北以岭健康城	以岭健康城科技有限公司
8	河北	河北新绛七修酒店	新绛七修酒店管理有限公司
9	山西	山西红杉药业有限公司	山西红杉药业有限责任公司
10	山西	山西广誉远国药有限公司	山西广誉远国药有限公司
11	内蒙古	内蒙古鄂托克前旗阿吉泰健康养生园	鄂尔多斯鄂托克前旗阿吉泰健康养生园
12	内蒙古	内蒙古呼伦贝尔蒙医医院	呼伦贝尔市蒙医医院
13	内蒙古	内蒙古呼伦贝尔蒙古之源蒙医药原生态旅游景区	呼伦贝尔蒙古之源旅游开发有限公司
14	辽宁	辽宁大连普兰店区博元聚中医药产业基地	博元聚中医药产业（大连）有限公司
15	辽宁	辽宁天桥沟森林公园	参仙源参业股份有限公司
16	吉林	吉林长白山一山一蓝康养旅游基地	长白山保护开发区一山一蓝天然健康品有限公司
17	吉林	吉林盛世华鑫林下参旅游基地	吉林省盛世华鑫生物科技有限公司
18	黑龙江	黑龙江中国北药园	黑龙江中医药大学
19	黑龙江	黑龙江伊春桃山玉温泉森林康养基地	伊春桃盛温泉酒店有限责任公司
20	上海	上海益大中医药健康服务创意园	上海康桥中药饮片有限公司
21	上海	上海中医药博物馆	上海中医药博物馆
22	江苏	江苏句容茅山康缘中华养生谷	江苏康缘健康管理有限公司
23	江苏	江苏苏州李良济中医药体验中心	苏州市天灵中药饮片有限公司
24	浙江	浙江佐力郡安里中医药养生体验园	浙江佐力药业股份有限公司

① 关于国家中医药健康旅游示范基地创建单位名单公示［EB/OL］.（2018-03-13）［2019-02-25］. http：//news.sina.com.cn/o/2018-03-13-doc-ifysfnpk2230059.shtml.

序号	地区	名称	申报单位
25	浙江	浙江龙泉灵芝产业基地	浙江龙泉正大生物科技有限公司
26	安徽	安徽霍山大别山药库	天下泽雨生物科技发展有限公司
27	安徽	安徽潜口太极养生小镇	黄山太极文化有限公司
28	安徽	安徽亳州华佗故里文化旅游基地	亳州文化旅游发展有限责任公司
29	安徽	安徽丫山风景区	丫山花海石林旅游股份有限公司
30	福建	福建厦门青礁慈济宫景区	厦门海沧旅游投资集团有限公司
31	福建	福建漳州片仔癀产业博览园	漳州片仔癀药业股份有限公司
32	江西	江西新余悦新养老产业示范基地	江西青春康源集团有限公司
33	江西	江西德兴国际中医药健康旅游产业基地	江西天海科技发展集团有限公司
34	江西	江西黎川国医研中医药健康旅游示范基地	北京国医研医药技术开发有限公司
35	江西	江西婺源文化与生态旅游区	婺源文化与生态旅游区管委会
36	山东	山东东阿阿胶世界	东阿阿胶股份有限公司
37	山东	山东庆云养生基地	山东沃森农业科技有限公司
38	山东	山东台儿庄古城	山东省台儿庄古城旅游集团有限公司
39	山东	山东华茂集团	山东华茂集团有限公司临朐县中医院
40	河南	河南焦作保和堂瑞祥现代农业科技园	保和堂(焦作)制药有限公司
41	河南	河南开封大宋中医药文化养生园	开封市中医院
42	湖北	湖北咸丰县中医院	咸丰县中医院
43	湖北	湖北浩宇康宁康复休闲颐养产业基地	浩宇康宁健康科技(湖北)有限公司
44	湖南	湖南龙山康养基地	湖南涟源龙山国家森林公园管理处
45	湖南	湖南永州异蛇生态文化产业园	永州市异蛇科技实业有限公司
46	湖南	湖南九芝堂中医药养生及文化科普基地	九芝堂股份有限公司
47	广东	广州神农草堂中医药博物馆	广州白云山和记黄埔中药有限公司
48	广东	广东罗浮山风景名胜区	广东省罗浮山风景名胜区管理委员会
49	广西	广西药用植物园	广西壮族自治区药用植物园
50	广西	广西信和信桂林国际智慧产业园	桂林信和信健康养老产业投资有限公司
51	海南	海南三亚市中医院	三亚市中医院
52	海南	海南海口文山沉香文化产业园	海南耀江沉香文化产业园有限公司
53	重庆	重庆药物种植研究所	重庆市药物种植研究所
54	重庆	重庆金阳映像中医药健康旅游城	重庆金阳房地产开发有限公司
55	四川	四川千草康养文化产业园	四川千草生物技术股份有限公司
56	四川	四川成都龙泉健康科技旅游示范中心	成都经开科技产业孵化有限公司、四川省中医药科学院
57	四川	四川花城本草健康产业国际博览园	四川德鑫源现代中药技术开发有限公司

续表

序号	地区	名称	申报单位
58	贵州	贵州大健康中国行普定孵化基地	贵州雍氏置业有限公司
59	贵州	贵州百鸟河中医药旅游度假养生谷	贵州云康投资管理有限公司
60	云南	云南白药大健康产业园	云南白药集团股份有限公司
61	云南	云南杏林大观园	昆明杏林大观园旅游开发有限公司
62	西藏	西藏白玛曲秘藏医外治诊疗康复度假村	西藏宇妥文化发展有限公司
63	西藏	西藏拉萨净土健康产业观光园	曲水秀色才纳净土文化旅游有限公司
64	陕西	陕西秦岭药王茶文化产业园	宝鸡市陕西太白山天然植物开发有限公司
65	陕西	中国秦岭乾坤抗衰老中医药养生小镇	西咸新区陕西大秦岭实业有限公司
66	甘肃	甘肃灵台县皇甫谧文化园	灵台县卫生和计划生育局
67	甘肃	甘肃庆阳岐黄中医药文化博物馆	庆阳岐黄中医药文化博物馆
68	青海	青海祁连鹿场	祁连县祁连山半野生鹿业基地有限公司
69	青海	青海省藏医院	青海省藏医院
70	宁夏	宁夏朝天雀枸杞茶博园	宁夏杞芽食品科技有限公司
71	宁夏	宁夏银川闽宁镇覆盆子健康养生产业基地	宁夏青禾农牧科技开发有限公司
72	新疆	新疆昭苏县中医院	昭苏县中医医院
73	新疆	新疆裕民宏展红花种植基地	新疆宏展特色农业科技开发有限公司

第二节　案例分析：天津健康产业园

伴随着城市竞争力的快速增长，城市在给予居民丰富物质生活的同时，也无形中增加了城市中各类人群在生活、工作等方面的压力，并最终导致了"城市亚健康"。要解决这个问题，除了找出城市发展中不合理的精神、物质因素外，对城市人群在身心方面进行压力纾解、疾病干预、健康指导等就成为了促进城市有序发展的关键手段。本节通过对天津健康产业园文化创意及规划建设的分析，探索文化创意与健康产业的发展模式。

健康产业主要是指通过医疗体育、心理等方面的手段，恢复、提升人体自身的免疫系统，摆脱亚健康的状态，提供旺盛的精力、充沛的体力。健康产业能以最小的投入激发人体最大的潜能，实现人与自然的平衡。随着我国经济发展过程中城市环境与人居理想的差异日益凸显，大力发展健康产业已成为落实科学发展观、创建健康型社会的重要战略举措，并已成为社会各界的广泛共识。

为全面提高天津市人口质量与健康水平，提升市民的生活质量，天津在静海县团泊新城西区规划建设了包括体育、医疗、养生、康复等一系列功能的天津健康产业园，使之成为天津市发展健康 GDP 的重要组成部分和建设生态城市的重要推手，促进经济社会又好又快发展。①

---

① 赵光，边庆良，肖煜，等.刍议健康产业与城市布局［J］.城市，2011（12）：52-54.

一、全新的规划理念

天津健康产业园位于天津市静海县团泊新城内，紧邻团泊水库，规划总占地面积 121.55 公顷。团泊水库是天津市南部重要的生态涵养区，水域面积 50 余平方千米，库容约 1.8 亿立方米，周边地区植被丰富，自然生态保持良好。

天津健康产业园的规划建设是积极落实天津市总体规划的发展目标、提升城市品质、完善城市功能、提高人民生活质量、加快实现国际化生态城市和宜居城市的重要举措，在区域经济发展、城市核心竞争力、生态宜居环境等方面具有积极意义。健康产业园通过整合天津医疗科研教育资源，延伸医药和体育上下游高端产业链，着力打造服务环渤海地区的集高端医疗、医药研发、体育健身于一体的健康产业功能区。

天津健康产业园地处京津冀腹地，与中心城区、机场、港口及周边区域联系便捷。规划应对新的发展要求，定量分析了环渤海地区中心城市的医疗服务需求，依托天津中医药大学、天津医科大学、天津体育大学的产学研力量建设国际领先的医疗、体育、休疗养综合服务功能区。至 2020 年，园区规划面积为 10.6 平方千米，总可容纳人口 8 万，其中居住人口 1.5 万，学生及运动员 4 万人，医患及服务人员 2.5 万人。

二、文化创意引领健康产业新概念

2006 年，中共中央办公厅、国务院办公厅印发了《国家"十一五"时期文化发展规划纲要》，"文化创意产业"这一概念首次出现在党和政府的重要文件之中。2007 年 10 月 25 日，党的十七大报告在讲到"推动社会主义文化大发展大繁荣"时，指出要"推进文化创新，增强文化发展活力。在时代的高起点上推动文化内容形式、体制机制、传播手段创新，解放和发展文化生产力，是繁荣文化的必由之路"。

文化和创意这两个元素已经成为驱动人类社会进步的重要的新生力量，融合文化理念、创意能力、产业方式为一体的文化创意产业在推动经济发展的同时，大大降低了对能源、土地等有形资源要素的消耗和依赖，差异化的文化创意产品可以满足人们的不同需求，并给社会带来全方位的改造和更新。

1. 提升健康理念

规划通过功能区域自然环境的充分融合所形成的空间布局，诠释了从物质层面到精神层面的健康新概念。依据景观生态学的理念，对方案进行评价比选，引导空间科学合理布局，沿团泊水库设置约 1 千米生态涵养带，兼具绿化防护、水土保持与景观建设功能。

2. 实现资源共享

规划对周边地区主要城市的医疗服务、体育健身等设施现状及社会、经济、人口增长趋势进行研究，制定园区分期发展目标，对产业规模分类限定，做到资源的充分利用和共享。

3. 传统与现代融合

构筑了传统国粹——中医中药学与国际先进的医疗设施和手段相结合的良好平台，为中医药学的发展提供有力的支撑。健康产业园选取中草药材作为景观基本配置植物，同时结合团泊湖鸟类栖息地等特色生态本底，打造独具特色的百草药园，在提升实用性的同时，也成为国医体验的新爱国主义教育基地。

三、天津健康产业园的成功之处

1. 探索现代人的健康需求

现代城市建设的理念提倡多元化的生活方式以及价值取向，而高强度的现代生活又促使城市居民对自然环境、健康生活无比向往。健康产业园虽然以产业为主要规划目标，但对城市居民所面临的健康问题也有着应对与解决方法。健康产业园提供的各项服务，在面向全市服务的同时，也必然主要面向团泊新城的居民，在出色的医疗服务体系的引领下，必然会探索出符合现代化城市居民不同生活方式及价值取向方向的健康需求。

2. 满足可持续发展要求

城市不同区的用地性质决定了空间布局的形态。园区的功能设置是为了满足周边及面向全市的医疗健康等健康方面的需求，因此在布局形态以及用地规模方面都着眼于全市的健康产业需求，同时为了与静海县总体发展战略相符合，健康产业园在功能设置方面也考虑可持续发展的要求，集约用地，开创复合的健康产业新模式。

3. 契合未来发展需求

面向国际和区域的中西医教学科研中心、医疗康复基地、体育健身基地。规划借鉴国内外相关区域发展经验，梳理了健康产业所涵盖的医疗服务、康复疗养、体育运动、旅游休闲、教育科研 5 个大类 15 个子项的产业结构。依托天津医科大学、天津中医药大学、天津体育学院，实现国际医疗体育研发协作，推动产业体系水平国际化。

4. 打造团泊中草药植物园

在中医药大学内建立中草药植物园及人才培养和科技研发基地。传承中医药文化精髓，培养中医药学优秀人才，将园区打造成为中国北方地区重要的中医药学发展基地。

以生命科学发展为基础的健康产业是 21 世纪的朝阳产业，中医中药是中华民族的国粹与瑰宝，涵盖了医疗卫生、营养保健、健身休养等健康服务功能。在城市建设中贯穿健康的理念，不仅仅是促进医疗设施的投资比例，更重要的是提升老百姓的心理、生理及幸福指数。

第三节　案例分析：石家庄以岭药业及健康城

河北石家庄以岭药业是一家国家级重点高新技术开发企业，通过几十年的不懈努力，以岭药业以科学技术为导向，坚持科研、教学、临床、生产、营销一体化教学，通过对中医学术的不断研究与创新，实现了中医经营的产业化，并研发出一系列中药和西药。创立了"理论、临床、科研、产业、教学"五位一体的独特运营模式，建立起以中医络病理论创新为指导的新药研发创新技术体系。这是我国中医药科技成果产业化的创举。

一、打造安全健康产业链

大健康产业的范围比较宽泛，如何有效切入是布局大健康的关键。为满足群众日益增长的健康需求，扩大健康产品的有效供给，以岭药业在国内率先打造中医药大健康服务体系，并在石家庄建设了10万平方米的以岭健康城，是目前我国首家医药健养综合体，汇集健康管理中心、四大养生馆、以岭健康商城、以岭药堂旗舰店等多个板块。

二、发展健康产业的内在动力

1. 文化创新扩大了健康产品的供给

目前，我国市场上的健康产品多达几万种，可以说种类繁多、良莠不齐，如何抓住消费者的真正需求，开发确实有效、管用、受消费者青睐的产品，真正能防病、改善亚健康状态是健康产业发展面临的重大课题。

依托强大的科技创新能力，以岭药业在新药开发领域积累了丰富的经验，同时具有国际国内认证的高技术现代化生产平台，尤其是在太行山建设的10万亩野生原态中药原料基地，更是为健康产品的绿色安全提供了品质保障。以岭药业研发出深受消费者欢迎的吃、穿、住、行健康产品上百种。例如以太行山野生酸枣为原料，研发出改善睡眠的油、茶、饮品系列产品。历史上酸枣仁入药都是通过煎煮，近年来研究发现酸枣仁发挥促眠作用的主要成分是酸枣仁油乳、酸枣仁皂苷，直接低温榨油服用，有效成分更多。酸枣仁油软胶囊是采用现代高技术手段研发的保健食品，因其具有静心安神、改善睡眠的作用而受到失眠人群、精神紧张综合征人群的欢迎。使用研发的酸枣仁健康烹调油凉拌或烹饪菜肴，可以收到改善睡眠的效果。以酸枣为主要原料制成的怡梦饮料，清爽怡口，饮用后晚上睡得好、白天更精神。酸枣叶同样含有酸枣仁皂苷，以鲜嫩酸枣叶为原料制成的野生酸枣叶静神茶，甘爽鲜醇，促进睡眠，堪称神奇的"东方睡叶"。

2. "五位一体"的发展优势形成健康产业链

以岭药业经过二十多年的发展，创立了"理论、临床、科研、产业、教学"五位一体新模式，使三甲医院河北以岭医院的临床资源为慢性病调护和亚健康调理提供了强有力的技术支撑。五位一体的发展模式使以岭药业的"养"更具有了深刻的内涵，依托我国首家健康养生主题酒店——凯旋门建国大酒店，以养生药膳、健康住宿为最大特色，健康旅游、健康养生体验、健康购物，使以岭药业成为我国康养旅游的典范。

3. 网络营销使产品进入快速通道

如何保障健康产品让消费者看得到、用得上，以岭药业在营销上做足了文章，首先他们把自研健康产品与国内外健康精品、中华养生奇珍上万种产品通过官网及与国内营销网络平台京东、淘宝、壹号店合作，形成完备的网络销售平台，并推出移动商城，用手机、电脑都可以便捷地下订单，完善的物流体系、会员制优质服务流程，使电商平台运营仅仅一年即实现了电商营销的跨越式发展。同时，以岭药业计划建立以岭健康城实体店，实体店将在全国各省市开办加盟实体分店，这些分店统一形象、统一品牌、统一销售以岭健康城的健康产品，而这些产品又与线上销售产品相统一，线上线下营销网络保证了以岭健康产品销售进入快速通道。[1]

在以岭健康城内，含有以岭药堂旗舰店，旗舰店统领石家庄多家药店，严格按照国际药品经营质量管理规范经营，重点放在中西药品、特色饮片、中药常见病小汤方的销售，与健康产品既严格区分市场，又形成统一的会员体系。

以岭健康城已经显示出良好的发展势头。

[1] 杨志云.以岭药业发展健康产业"三法宝"[N].中国中医药报，2016-05-05（006）.

第四节　案例分析：江苏如东生命健康产业园

2013 年中国老年学会认定的 49 个长寿之乡中，江苏如皋、如东、启东都进入榜单。中国老年学学会理事、江苏省南通市老龄协会会长顾嘉禾认为，南通的长寿基因不仅体现在舒适宜人的自然环境、绿色低碳的生态环境，同时更体现在和谐包容的社会环境和淳朴厚善的人文环境，深厚的历史渊源和人文积淀形成了南通崇文尚理、尊老敬老的传统美德，延续和保持了源远流长的长寿文化。南通积极推进养老产业化市场化建设。南通市政府积极扶持老年用品和产品市场开发，拓展适合老年人的健身、康复、娱乐、体育、培训、理财、旅游、法律援助等项目，建设老年用品服务街区和养老产业园。目前已有如皋中国长寿城养老产业园区、如东小洋口健康产业园、海门国际生态岛 AARC 养生养老基地等。本节重点介绍如东小洋口健康产业园。

近年来，如东瞄准生命健康产业巨大的市场消费潜力，面向全球大力招商引才，培植生命健康产业。2016 年 6 月 4 日，如东高新区生命健康产业园开园，首期入驻的 21 个项目涉及生物医药、医疗器械、健康服务等行业领域，首期项目已全部启动。自开园以来，在"政策配套＋孵化器＋加速器＋产业园"的思路下，园区创新服务、整合要素、加强配套，构建产业生态，园内不少企业实现重大突破，生命健康产业园集聚优势和辐射效应正在显现。

如东生命健康产业园是如东高新区创建省级园区的重点支撑板块，主要培育发展生物医药、医疗器械、功能食品、健康服务等生命健康产业。一期先导区已建成建筑面积 15 万平方米的省级科技孵化器，是集专业孵化器、生物医药研发公共平台、加速器及人才配套服务于一体的多功能产业培植发展载体。重点围绕诊断试剂、保健食品、精准医疗等领域开展研发、试制和推广，引进生物医药、医疗器械、功能食品等领域国际领先技术，打造具有国际竞争力的生命健康产业。

近年来，按照"项目集聚、产业集群、资源集约"的发展要求，生命健康产业园围绕"政策配套 + 孵化器 + 加速器 + 产业园"的思路，全力加快建设过程，努力招引优质项目，"雁阵效应"逐步凸显。目前产业园已吸引越来越多以国内外顶尖人才技术团队为核心的成长型创新企业签约入驻。

第五节　案例分析：云南特色的
中医药文化创意产业发展探析

云南省地处中国西南边陲，边境线长达 4000 多千米，总人口 4800 多万，而少数民族人口占 1200 万，中国 1/2 的少数民族聚居在此，共生活着 26 个民族，世居有 25 个，其中有 15 个民族为云南独有。由于独特的地理气候环境和少数民族众多，云南省是中医药和民族医药大省，具有丰富的中草药资源，素有"植物王国""药材之乡"的美誉，药材种质资源居全国之首。云南医药约75% 以上是中药和民族药，彝族、佤族、藏族等众多少数民族医药至今仍得到广泛应用。

一、建设"云药之乡"

2009 年 2 月，在云南省委、省政府的领导下，云南全省范围内深入开展了"云药之乡"建设活动，这是推进中医药现代化的一个重大创举，是对祖国传统医学的传承和创新发展，是云南实施创新驱动战略的具体举措，是建设创新型云南行动计划的重要组成部分。

"云药之乡"建设的目的，就是要充分发挥云南特有的道地药材天然优势，把云南打造成为我国最重要的中药现代化基地，我国最重要的野生中药材繁育基地，我国最重要的天然药物原料基地、研发基地和加工基地，我国面向东南亚、南亚的中药材贸易物流基地。①

"云药之乡"建设，充分调动了全省上下推动中药现代化发展的积极性，促进了云南中药材种植（养殖）和加工业的发展。全省共培育并认定了 50 个"云药之乡"；建立了滇东南以三七为主、滇东北以天麻为主、滇西北以滇重楼等及高山药材为主、滇中以彝族道地药材和滇南、滇西南以傣族药材为主的五大中药材规范化种植基地；培育并认定了中药材良种繁育基地 43 个、中药材种植（养殖）科技示范园 57 个、中药材加工科技型企业 15 个；建立了三七、灯盏花、云木香、铁皮石斛 4 个品种 6 个 GAP（良好农业规范）基地。2012 年，云南省中药材种植面积达 30 万公顷；中药材种植销售收入超过 140 亿元；中药提取物产值达到 60 亿元，是 2005 年的 37 倍。

"云药之乡"建设，促进了云南生物医药产业的快速发展，培育了云南白药、昆明制药、特安呐制药、滇虹药业、生物谷灯盏花药业、龙津药业、维和制药、圣火药业、施普瑞制药和绿 A 公司等一批具有较强创新能力的药品制剂研发生产企业。培育了文山苗乡三七公司、红河千山公司、丽江华利公司、版纳红土生源公司、红河群鑫公司、玉溪万方公司等一批中药材种植加工企业。培育了东骏公司、鸿翔公司和健之佳等一批药材、药品连锁经营企业。

随着"云药之乡"建设的深入开展，云南中医药国际化发展步伐逐渐加快。主要以药材、植物提取物的形式出口到日本、韩国、东南亚等中药产业发达的国家，尤其是面向东南亚拓展市场成效明显。云南白药集团、滇虹药业、昆明制药集团等在越南注册的 16 个品种以药品或保健品获准进入越南市场，在缅甸获准注册的云药有 40 多个品种，在泰国获准注册的云药有 30 多个品种。其中，昆明制药集团开拓了以缅甸为主的东南亚市场，以及以坦桑尼亚为中心的非洲市场，蒿甲醚产品已在 40 多个国家登记注册。

二、云南发展中医药文化产业的优势

作为中医药和民族医药资源大省，云南无论是客观还是主观上都具备发展中

---

① 李平，董漪. 深入开展"云药之乡"建设 积极推进中医药现代化［J］. 云南科技管理，2014，27（2）：53-59.

医药文化产业的充分条件，可以具体概括为以下四点。

1. 充裕的中草药资源提供物质基础

云南是我国著名的生物资源富集区，在全国近 3 万种高等植物中，云南有 1.8 万种。在全国 1.2 万种中草药资源中，云南有 6559 种，居全国首位，在国际上也占有重要地位。在全国 150 万种昆虫生物资源中，云南拥有的昆虫种类占全国的 55.3%。云南的天然香料植物多达 500 种，堪称世界之最。在全国现有野生植物药材中，云南占有 80% 以上。云南野生植物药材蕴藏量为 9 亿多千克，其中 100 万千克以上的有 96 种，10 万至 100 万千克的有 191 种；家种植物药材有 145 种，年产量 2200 多万千克；动物药材（藏）量 44 万多千克。云南药用微生物资源也很丰富，仅放线菌已分离到的种属约占全世界公开报道的 50%。这些宝贵的药物资源，为"云药之乡"建设造就了"天然"的比较优势。

2. 丰富的民族医药资源彰显文化产业特色

云南省民族众多，经过长期的枳累和总结，形成了以彝族医药为土干，汉、傣、藏等医药为分支，苗、壮、白、纳西等民族医药为辅的独特的云药文化体系，有文字记录的各民族药材达 1300 多种，民间验方 1 万余个。驰名中外的云南白药、灯盏花系列产品就分别源自于彝药和苗药。充分发挥云南中药材资源优势，对民族医药进行深度挖掘、整理、开发，不难形成市场需求潜力巨大的规模化、系列化独特天然新药。

3. 政府部门的重视保障了文化产业健康发展

云南省委、省政府十分重视云南生物医药产业的开发及中医药现代化发展。2001 年 5 月，经科技部批准为国家中药现代化科技产业基地。规划总投 31.4 亿元，从 2001—2015 年分三个"五年"实施，建设内容主要包括中药材种植、中药研究开发、中药产业开发、市场营销和配套服务四大体系。云南省委、省政府提出要像打造"云烟"一样打造"云药"，并明确提出把中药现代化科技产业（云南）基地建设列为六大重点产业创新工程之一，把"云药之乡"建设作为建设创新型云南行动计划的重要组成部分。

4. 优越的地理条件提供形成产业集群重要平台

地处中国西南边陲的云南省，有长达 4000 多千米的边境线，东盟国家尤其是大湄公河次区域国家与云南地缘相近、山水相连，传统医药相互交融，形成了特色鲜明的区域性传统医药与文化。自 2007 年以来，大湄公河次区域传统医药交流会已成功举办了 8 届，得到了次区域各国政府、学术科研机构和民族民间医生的关注和支持，极大地促进了各国传统医药的发展。

三、云南发展中医药文化产业的路径选择

云南建设"云药之乡"的实践，对发展中医药文化产业的路径做出了成功的探索。

1. 立足多样的生物资源，搞好中医药产业园区建设

产业园区是指由政府或企业为实现产业发展目标而创立的特殊区位环境。产业园区能够有效地创造聚集力，通过共享资源、克服外部负效应，带动关联产业的发展，从而有效地推动产业集群的形成。产业园区所具有的性质和特征决定了产业集群最终方向，形成产业园区和产业集群的良性互动，是区域经济增长的重要途径。在产业集群的指导下，推进产业园区建设，不仅是当前发展产业集群的需要，更是加快新型工业化进程的必然选择。

云南省正在计划申请建立综合的国家级健康产业示范园，在昆明建立以国际综合医院为核心，周边散落辐射各种特色医养产业园区的医疗示范性的"国际健康岛"，重点打造以国际医养服务、研发、会展、贸易、投资等综合的医养交流平台。还有一些中医药企业已经或者正在打造中医药健康养生园区。还有更多的以中医药、健康产业为主题的园区正在开发建设中。

2. 整合丰富的民族医药资源，办出云南特色

云南因其独特的地理气候环境，具有丰富的中草药资源，素有"植物王国""药材之乡"的美誉。云南少数民族众多、民族医药资源丰富，有独特的云药文化体系。2012 年国家科技进步一等奖获得者朱兆云教授认为，发展云南医药产业，只有充分挖掘云南本土的医药资源，大力发展民族药的研发和产品创新，才能进一步打造特色民族药和相关产业链。

3. 整合技术和人才资源，注重产品的研发

充分利用大学、科研院所的技术和人才资源，加强产学研结合，发挥企业、高校、科研机构各自的优势，实现优势互补和资源共享。通过这种新型产学研联盟解决科研—转化"两层皮"的难题，不仅有效提升了企业

研发水平，推动了科研体系建设，同时培养了一批了解企业、熟悉产业的科研人才。在加强对已有品牌如滇南本草、云南白药这类大型医药企业产品研发投入的同时，还注重在中医药中高等教育、中医药文化普及以及上下游产业链形成的整体效应，充分发挥"长尾效应"，使中医药文化产业效益最大化。

4. 创意为王，打造中医药文化品牌

重视中医药文化创意与云南本土少数民族医药如彝药、傣药、藏药以及白药等的结合，形成中医药、民族医药文化产业齐头并进的格局。采用中医药文化主题空间的发展模式，其典型代表是 2010 年入驻云南省石林县台湾地区农民创业园内开发区的"杏林大观园"，它是我国第一家中医药科普教育园。园内建有杏林寺、国药博览园、樱花峪医药生态园、杏林商业街等。杏林寺内矗立着先贤雕塑，收集有古今中医药藏书。国药博览园种植中药材，推出国内首创的"中药材采摘""定制药膳"服务。而杏林商业街则是游客购买中药材、享受中药 SPA 等服务的绝佳去处。这样的文化创意模式能够在特定的空间集中展示多个中医药文化主题，让消费者在有限的时间内充分感受包含民族医药的传统医药的魅力和神奇效用，融教育和体验于一体。

5. 创新推广模式，形成与休闲产业相结合的产业链

创建中医药文化与旅游相结合模式，举办高端医药文化类展会，邀请一些新兴企业参与，给他们提供直接接触终端消费者的良好平台，改变企业以往可能要花几倍的时间开展营销以取得消费者和合作伙伴关注的方式，在这样一个政府搭建的平台上，使本土企业可与其他企业及消费者面对面沟通交流，直接对企业的产品进行考察，有效加速新兴行业的发展。

6. 扩大规模，探寻"公司 + 农户"运作模式

云南由于山地的特殊地形，民族聚居地分散，农业和经济作物的种植与经营以一家一户的分散小农经济为典型，发展中医药文化产业，尤其是休闲养生旅游，可以通过"公司 + 农户"的运作模式，利用农村空余的田地推广中医药的种养殖，并且适当规划和集中，形成一定规模以后可以此为依托进行深度开发，不仅仅是药材的加工，还有休闲养生庄园，实现效益最大化。这种模式不仅展示了当地民风民俗，保护了民族医药文化，帮助民族地区扶

贫开发，还能使旅游者在领略真实的中医药和民族医药文化之余，产生审美享受。如果能够通过"公司 + 农户"的运作模式最大限度地把这些分散的资源利用起来，就可以达到文化推广传承以及惠及当地农户的作用，带动当地经济的发展。

第五章

"文化创意 +"
健康产业的设计思路

　　文化软实力是中国综合国力的重要组成部分，中国优秀的传统文化则是文化软实力的最大优势，高度的文化认同是未来发展中国健康产业的关键驱动力。纵观国内的健康品牌和产品，目前真正让百姓称赞并在国际上具有影响力和竞争力的寥寥无几。其中一个重要原因是缺少中国文化元素的支撑和积淀，更缺少品牌文化的提炼和传播形式的创新。中国的健康产业和品牌产品应该是中华民族文化的结晶，是创意、创新、创造的结果。品牌就是生命，文化是品牌的灵魂，创意是文化的血脉。健康品牌要提升，文化创意要先行。发展离不开创意，创意离不开产品、营销、管理、体制、机制等方面的突破。要提升健康品牌，发展健康产业，文化创意引领和先行有着重要的意义。

第一节　以新的健康文化引领中国健康产业发展

中华民族在数千年的发展历程中，对生命存在的意义和价值进行了深沉思考，浓厚的人世情结使中华民族对生活世界进行了密切关注，对生命保持了高度的敬畏和尊重，从而在善待生命、提高生命存在的意义和价值方面形成了独特的理论体系，也为塑造良好的健康文化提供了较好的文化基因。

随着我国国力的不断增强，人民生活水平不断提高，健康的观念也在与时俱进，重视健康、追求健康已经成为人生幸福的指标之一，健康文化也随之孕育而生。2016年8月19日，全国卫生与健康大会在北京召开，习近平总书记在会议上指出要倡导健康文明的生活方式，树立"大卫生""大健康"的观念，把以治病为中心转变为以人民健康为中心，建立健全健康教育体系，提升全民健康素养，推动全民健身和全民健康深度融合。因此，将"大健康"观念与当前健康文化建设相结合，构建符合新时期社会形势的健康文化，既是全面建成小康社会的迫切需求，更是提高人口健康水平的内在要求，符合人民群众的根本利益。

文化创意产业不同于文化产业。文化产业是通过市场机制和运作将文化产品和服务实现货币化的产业。文化创意产业强调通过创意为产品和服务注入新的文化元素，从而全面提高产品和服务的文化价值，以尊重和支持文化创新为原则，将文化与产业巧妙地结合起来，从产业自身发展动力的角度强调文化的重要意义。文化创意产业实质上是遵从各个国家或地区不同历史发展条件下的文化信仰，通过内容或形式创新来丰富产品和服务的文化内涵，将文化融入创意元素，令消费者获得独特体验，提升其观念价值的产业。从本质上讲，文化创意产业以文化为基础，这是它区别于一切高新技术产业的前提。

一、塑造新的健康文化，服务和推动健康产业

健康文化是中华文化的重要组成部分，以协调人与自然和疾病斗争为核心，在防治疾病、维护和增进健康的实践过程中所形成的精神成果与物质成果的总和。从范围上区分，广义的健康文化包括所有的精神和物质成果，泛指从古至今一切涉及健康的文化概念；狭义的健康文化主要指面对疾病、寿命等健康问题上所取得的广泛的经验和共识，以及含有这些经验共识内容的多种文化艺术的表现形式。从内容上来看，有形的健康文化主要包括健康知识、文学作品、音乐、绘画、影视剧等，通过描绘人类克服艰苦环境、疾病肆虐等不利的自然条件的画面，表达了追求美好健康生活和无限寿命的期许；无形的健康文化主要指人类社会不断发展尤其是近代科学出现后，在生命相关科学的理论、健康观念和健康意识等方面孕育形成的与健康生命相关的知识、法律制度。

张劲柏等[①]认为，健康文化建设的核心，一是要树立"治未病"的健康观念。过去，我国的医疗模式一直是"重治轻防"。现如今随着经济发展，人民物质生活水平不断提高，慢性病、癌症的发病率也逐年升高。这类疾病的漫长病程和持续治疗费用给个人、家庭、单位和国家造成沉重的经济负担和社会负担，"重治轻防"的局面急需改变，以"治未病"为代表的防重于治的健康观念提上了新的高度。只有人们重视对潜在的健康危险进行筛查和监测，强调重点干预，控制疾病的发生和发展，将疾病隐患扼杀在萌芽之中，才能降低慢性病等疾病的发病率，进一步提高人民群众健康水平。二是要建立"全方位"的健康管理。健康管理是现有医疗治疗的延伸，是健康文化建设的重要一环。过去的健康管理局限于健康体检，独立于医院治疗，更无从谈起文化建设，已远远不能满足人民群众的需求。如今，"互联网 +"概念逐步普及，大数据产业蓬勃发展，将健康和管理两者结合，进一步拓宽服务范围。建立人群健康数据库，通过智能设备实现全方位健康监测，分析出不同人群的健康状况和生活方式，提出个性化、一对一的健康建议，实现精准管理，实现大健康。三是完善"时代性"的健康制度。任何制度的形成都离不

---

①张劲柏，陈银海，傅晓宁. 大力推进大健康理念下的健康文化建设［J］. 中国疗养医学，2018，27（4）：446–448.

开文化的沃土，文化的形成也需要制度的保障。健康制度是指以保障和促进全民健康为目的所产生的一系列指导和约束人的行为规定，包括国家制定的相关法规制度，也包括不成文的民间习俗。目前我国在医疗管理、卫生防疫、公共卫生安全、食品安全，康复疗养等涉及健康的制度建设方面做了大量工作，取得了显著成效。但是，进入 21 世纪以来，随着社会飞速发展，对如何保障人民健康提出重大挑战，过去的健康制度需要适应新状态。在大健康理念的指导下，修订现有医疗规章制度，使其符合当前社会现状，才能更好地保障人民群众的健康。

二、大健康理念引领大健康产业蓬勃发展

1. 大健康产业市场空间巨大

自改革开放以来，中国的经济不断蓬勃发展，但健康新问题也随之而来。目前我国有 70% 的人处于亚健康状态，15% 的人处于疾病状态，慢性病折磨着每一个家庭。而与此同时，我国也正在进入老龄化社会，这也意味着未来的老人更加缺乏照顾。在这种情况下，大健康产业应运而生。它围绕着人的衣食住行以及人的生老病死，关注各类影响健康的危险因素和误区，提倡自我健康管理，是在对生命全过程全面呵护的理念指导下提出来的。它追求的不仅是个体身体健康，还包含精神、心理、生理、社会、环境、道德等方面的完全健康。

大健康产业可以理解为围绕满足各类健康（身体、精神、环境）需求的所有产业总称，包括医疗产品、保健用品、营养食品、医疗器械、保健器具、休闲健身、健康管理、健康咨询等多个与人类健康紧密相关的生产和服务领域。大健康产业是具有巨大市场潜力的新兴产业，美国著名经济学家保罗·皮尔泽（Paul Pilzer）曾将其称为继 IT 产业之后的全球"财富第五波"。

2011 年美国医疗健康支出占 GDP 的 17.3%，人均医疗健康支出 8658 美元，居全球之首；2016 年更达到 GDP 的 19.6%。中国医疗健康支出指标严重低于世界平均值，未来成长空间巨大。相比之下，中国的健康服务业仍处于起步阶段。2011 年，中国健康总支出达 24345.91 亿元人民币（3745.63 亿美元），同期人均健康支出为 1806.95 元人民币（278.0 美元），不足美国的 5%，健康总支出占 GDP 的比重仅为 5.1%。此外，中国距离全球人均健康支出距离较大，仅为全球人均健康支出的 20% 左右，具备巨大的增长潜力。据 2013 年 9 月国务院印发的《关于促进

健康服务业发展的若干意见》测算，到 2020 年，中国健康产业的总规模将超过 8 万亿元人民币（约合 1.31 万亿美元），健康支出占 GDP 比例将达到 6.5%~7%[①]。中国的大健康产业仍处于初创期，在产业细分以及结构合理化方面需要更大的提升和完善。为有效改善这一局面，激发大健康产业巨大潜力，国家提出到 2020 年，要基本建立覆盖全生命周期、内涵丰富、结构合理的健康服务业体系，打造一批知名品牌和良性循环的健康服务产业集群，并形成一定的国际竞争力，基本满足广大人民群众的健康服务需求。健康服务业成为推动经济社会持续发展的重要支柱产业。从大健康产业的维度来讲，健康中国上升为国家战略后，将撬动 10 万亿元级产业投资，健康中国已成为资本的下一个风口。大健康产业目前已成为全球最大的新兴产业。

2. 高度的文化认同是未来发展中国健康产业的内在驱动力

"身心健康"是对生命尊重的最好诠释，也是大健康产业的内在驱动。围绕着人的衣食住行以及人的生老病死，关注各类影响健康的危险因素和误区，提倡自我健康管理，使健康产业实现对生命进行全过程全方位呵护，居民的健康消费需求也随之发生了转变——从局限于对疾病防治转向了对自身健康水平与生命质量的关注；除关注身体、生理功能和行为习惯方面的健康之外，更注重情志、心理、思想、精神乃至道德和信仰多方面的健康，为健康产业的发展提供了无限的空间。

"绿色生态"倡导，遵从自然法则的健康追求，体现了当今世界对于"人类与地球和谐发展、共建稳定生态系统"的美好愿望。环境因素对人的健康影响日益受到重视，人们开始注重生态环境与生命健康和谐共生的有机联系。工业化、城镇化，以及流动人口、环境污染等一系列社会问题也对疾病防治提出了新要求。对于食品污染、环境污染（包括水源污染、空气污染等）每个人都有切身的感受，而人工添加剂、转基因、有害辐射给生活带来的不仅仅是身体的疾病。"绿色""有机""原生态"成为人们最为关切的话题。生态养生成为人们追求健康的新趋势，大健康产业被视为"蓝海市场"。

"共建共享"，倡导群体分享的理念，吸引社会、行业和个人，形成共同维护和促进健康的强大合力。推动健康产业转型升级，满足人们不断增长的健康需求，发挥全社会力量共同打造大健康产业，让人们在"共享"中得到健康和财富。

---

① 数据来源 :《世界卫生统计年鉴 2014》(*World Health Statistics* 2014)。

三、推动具有鲜明文化特色的健康产业持续健康发展

每个地区都拥有独特、丰富的文化资源，发展健康产业具有得天独厚的文化资源优势。我们要把发展健康产业着力点放在优势资源上，突出重点，优先发展特色文化健康产业，实施特色健康文化产业项目，打造特色健康文化企业、产品和品牌，培育特色文化健康产业示范区，构建具有鲜明地域文化和民族文化特色的健康产业体系。把建设有文化印记、地域特色、民族特点的特色文化城镇、特色小镇、美丽乡村和传统村落与康养、健身、美食、医疗旅游、养老等健康产业有机结合，得天时占地利聚人和，形成独具文化魅力的健康产业集群。

既发挥文化的"引擎"作用，激发文化创意产业跨界融合、加速转型升级，又充分发挥文化的"燃料"作用，助推健康理念、养生文化、生命认知等产业链延伸，推动具有鲜明文化特色的健康产业持续健康发展。

四、案例分析：文化创意引领成都大健康产业生态圈建设

天府之国成都，有4500年文明史、3200多年建城史，孕育积淀出天府成都思想开明、生活乐观、悠长厚重、独具魅力的文化特质，凝聚形成与巴蜀文明一脉相承、"创新创造、优雅时尚、乐观包容、友善公益"的天府文化。天府中医药文化作为中华医药文化的有机组成部分，既具备中华医药文化基本特征和共有特性，又在漫长岁月中与天府文化相融相通、交相辉映，形成兼容并蓄、平和中正、仁者爱人等人性化文化理念，成为推动中医药事业和产业传承创新发展的方向指引，为成都经济发展、民生改善、文化传承提供了不竭动力。为弘扬国医国粹，提升中医药文化软实力，成都建成了中医药文化馆国医堂，推进中医药文化"国药汇一条街"建设，叫响中医药文化博物馆品牌，制作编排宣传片和音乐剧，编写中医电子读本，推出"成都市名中医／中医馆寻诊地图"，命名中医药文化启蒙教育基地，运用"健康成都"APP等平台推送中医药养生保健知识，打造"中医药星巴克"，并作为唯一一个受邀城市参加国家中医药管理局"中医中药中国行——中医药健康文化推进行动启动仪式"。

完善中医药健康产业布局，坚持以健康产业为特色、产城融合为动力，初步

构建起"双核、一带、多点"产业布局，形成以龙泉山东侧新城和天府新区为核心，加快构建龙门山—邛崃山中医药保健、健康养老示范带，以都江堰、彭州等地为重点，建立以中医药科技创新为引领，以中医药服务贸易为平台，以成都道地药材、优势资源和中成药大品种为龙头，以中药材种植、保健食品、中医药文化产品等为基础的中医药健康产业体系，中医药健康服务活力显著增强。构建市县乡村四级中医药服务体系，推进中医医联体建设，成立 6 个"中医区域指导中心"，全市乡镇卫生院、社区卫生服务中心 100% 建立中医馆。坚持"健康 +"理念，推动融合发展，加快建设全国医养结合示范城市、打造特色康养旅游品牌、丰富"美食之都"健康饮食文化内涵、构建全生命周期健康大数据中心。建成电商平台"中药材天地网"，打造全球中药材全产业链服务体系。

第二节　用文化创意讲好健康中国故事

　　发展文化创意产业是推动文化发展繁荣、满足群众更高层次精神文化需求的现实需要。中国疆土辽阔，资源丰富，有基础、有条件、有环境建设一批园区、抓住一批龙头、培育一批企业、打造一批平台、培养一批人才，为文化产业发展提供有力支撑；同时夯实工作基础，坚持"统筹规划、选好主题，产业发展、突出项目，文旅结合、板块打造，政府引导、市场运作"，不断增强工作的针对性、实效性，提升产业发展水平。中医药在经济社会发展中的地位和作用越来越重要，已成为独特的卫生资源、潜力巨大的经济资源、具有原创优势的科技资源、优秀的文化资源和重要的生态资源。我们要紧紧把握天时、地利、人和的历史性机遇，切实把中医药继承好、发展好、利用好，到2020年实现人人基本享有中医药服务，到2030年实现中医药服务领域全覆盖，为中华民族伟大复兴和世界文明进步做出更大贡献。开创中医药全方位对外开放新格局，不仅提供诊疗服务、发展中医药服务贸易，而且要讲好中国故事、展示中华文化魅力和当代中国活力。

　　首先是要提供讲故事的平台，建立与其他国家开展文化交流合作的机制，比如，通过文化节、文化年、文化周、文化日等形式积极开展健康文化交流活动，打造健康文化交流品牌；通过艺术的表现形式，如文学作品、音乐舞蹈、绘画展览、电影电视剧等来讲述中国故事；通过学术交流、研修，在鼓励专家学者走出去的同时邀请其他国家专家学者访学。这种以生产知识来讲述中国故事的方式，更具有前瞻性、稳定性和丰富的科学内涵。讲述健康中国故事，不仅需要中国人自己来讲，还需要其他国家的人共同来讲，文化旅游正是这样一种方式。通过旅游，国外游客能够更真切、更直观地感受到中国五千年的璀璨文明，回到本国后讲述中国故事，他们是中国文化最直接的传播者。

一、依靠文化资源和文化创意，推动健康产品和服务样态的创新

文化贸易和投资是提高国家文化软实力的重要途径，是助力"一带一路"建设的重要推手。2016 年，中国文化产品进出口总额为 885.2 亿美元，出口额为 786.6 亿美元。与"一带一路"沿线国家和地区文化产品进出口额达 149 亿美元，占文化产品进出口总额的 16.8%。我国在世界 142 个国家和地区建立了 511 所孔子学院，播放的《中国成语大会》《中国诗词大会》《舌尖上的中国》等电视节目，在一定程度上促进了中国文化在全球的传播。可以说，我国已经成为文化大国，但与美国等文化强国相比还有差距。早在 1998 年，美国消费类视听技术文化产品出口已经达到 600 亿美元，取代航空航天工业的位置，成为第一大出口产品。美国影片总量虽然只占全球电影产量的 6.7%，却占据全球总放映时间的一半以上。美国的文化贸易之所以非常发达，主要是因为其文化创意产业发展迅速。通过文化创意产业，美国成功地向全球输出了自己的生活方式和价值观。

中国拥有丰富的文化资源、文化习俗，如文化遗址、特色建筑、民族艺术表演、传统手工艺、民族饮食文化、节日庆典活动等，其中 30 多项已被列入世界非物质文化遗产名录。中国是世界上拥有"非遗"项目最多的国家。我们要继续保持对传统文化自觉传承的敏感性，借鉴文化强国在对文化创意开发和推介方面的经验，对各类文化资源"精耕细作"。中国还拥有具有丰富文化内涵的健康产业资源。

要推动文化创意和设计与健康产业资源深度融合，提升健康产品附加价值，鼓励合理利用健康文化遗产发展文化产业，以文化创意为引领，加强文化传承与创新，建设有文化内涵的特色健康产品与服务，提升健康产品与服务的规划设计品质。促进文化产业与健康产业的深度融合，以文化提升健康的内涵，扩大健康文化的传播和健康消费，发展集康复休养、健康体验、绿色观光、健康展示、文化创意于一体的特色健康产品与服务。推动文化产业与健康养老产业结合，支持开发承载中医药文化的创意产品。例如，云南白药就是依托现有核心业务板块，借助外围研发创新能力较强的科研院所以及先进的现代新兴生物

技术，从养生会所、健康管理及服务、休闲度假、茶产业整合发展、高端特色专科诊疗、健康产品制造（保健品、保健食品、日化产品）等方面谋划完成云南白药大健康产业布局。

在健康文化资源的创造性转化上，首先，要始终坚守以文化为灵魂，根植于文化的传承。在深刻理解文化资源内涵的基础上，通过文化人才的灵感和想象力、高新技术的运用，将文化资源转化成有创意的健康产品。其次，不同类型的资源要采用不同的创新转化方式。对于传统健康文化资源，要利用数字技术转化为文本、图像、音频、视频，丰富其表现力、增强其感染力，提升其文化内容的传播力。根据数字文化资源虚拟化、个性化、跨时空性、可持续利用的特点，借助互联网提高文化产品的输出效率，扩大输出范围，进而提升健康产品的市场竞争力。

二、依靠文化创意引领传统健康产业的创新

当前，在国家大力发展与培育战略性新兴产业的背景下，文化创意产业和中医药产业都成为我国国民经济和社会发展中具有良好发展优势和广阔市场前景的战略性新兴产业。其中，中医药是我国各族人民在几千年生产生活实践和与疾病做斗争中逐步形成并不断丰富发展的医学科学。

由于我国是一个多民族、幅员辽阔的国家，地区间差异悬殊，长此以往就形成了许多独具特色的地域中医药。其特点主要表现在中医药和地域其他类型文化的融合所形成的地域性中医药文化、药材产地的显著地域性、地域中药质量和疗效的直接相关性等方面。与此同时，面向经济社会发展的重大需求，我国的文化创意产业迅速崛起。文化创意产业是一种在全球化、现代化、信息科技化、人文知识化的社会背景下建构起来的新产业，目前方兴未艾。中医哲学提出了"中医哲学的时代使命"命题，将有可能开创"中国文化的医学时代"。由于我国中医药产业的发展具有良好基础，同时根植于我国传统文化，中医药完全能与其他文化产业融合。借鉴文化创意产业发展的经验，完全有可能开辟中医药发展的新路径。发展中医药文化创意产业，走以文化为基础的创新性发展路径，完全可以成为扶持和促进中医药文化发展的战略选择。

三、推动文化创意，注入传统健康文化

无疑，对于传统文化过于老套的传播内容和形式已不为年轻人所喜爱，背《三字经》和《弟子规》已不能俘获稚子之心。我们处在一个全球化世界、互联网的平台之上，传统那一套已不再奏效。2018 年全国"两会"上，腾讯首席执行官马化腾提出打造"数字文化中国"的提案。2018 年 4 月 23 日，腾讯副总裁、腾讯影业首席执行官程武在 UP2018 腾讯新文创生态大会上表示："数字文化绝不是简单地把文化进行数字化和网络化，而是一种全新的文化生产与传播方式。""新文创"有时是新瓶装旧酒，做好传统文化的真正活化和重新演绎，有时候干脆就是新瓶装新酒，面向未来去构建新的文化内容。例如，2016 年 7 月，故宫和腾讯站一块，碰撞出一个唱 RAP 的明朝皇帝朱棣。印象中"端庄"无比的朱棣，在这个"穿越故宫来看你"的 H5 里，唱着 RAP，刷着朋友圈，大玩古今穿越，许多创意者利用故宫元素做出的表情包也在网络上受到热捧。2017年非常火爆的由中央广播电视总台，央视国际传媒有限公司制作的文博探索节目《国家宝藏》，节目融合应用纪录片和综艺两种创作手法，以文化的内核、综艺的外壳、纪录的气质，创造一种全新的表达，更让许多国宝级文物圈了一大拨粉。可见，好的内容加上好的形式，就会具备完全不同的力量。在年轻人当中，既有人对中国传统文化感兴趣，会穿古风服装、看文物纪录片；也有人热爱潮流，会热追偶像明星、喜欢玩游戏看电竞直播。因此，传承和传播中国文化就要找到新的演绎形式。应该说，当代年轻人大多是热爱自己国家的历史文化的，只是文创人员还没有找到好的表现方式。国内外的成功经验表明，传播和传承文化，先要找到故事，找到共享价值观，再找到新颖的表现形式，让大众共同参与进来。

传统健康文化具有丰厚的文化内涵和宝贵的现实价值，也是塑造新的健康文化的渊源和根脉。要通过文化创意的作用推动其创造性转化和创新性发展。在继承优秀传统的同时，注入时代文化内涵，在内容和形式上具有时代特征，为现代人所接受，从而充分发挥文化促进健康产业发展的作用。

四、文化创意视角下的城市社区老年健康文化建设

老年文化是关乎老年人生存与发展的所有社会价值的体现。老年文化的内涵包含了有形层面、无形层面两类范畴：一是符合老年人身心健康发展的物质文化，如卫生保健、文化娱乐、日常护理、购物消费及心理咨询等所需的经济基础、活动设施与场所；二是在社会交往和共同居住中形成的老年精神文化，如养老价值观念、老年风俗习惯、老年生活与行为方式等意识层面的东西。

而建设社区老年文化，就是依托社区管理和服务体制，推广老年文化产品或服务，丰富社区老年人的精神文化生活。社区是城市生活与社会管理的基本单位，对老年文化建设有着重要作用。建设城市社区老年文化便是借助城市的经济与环境优势，培育一批兼具城市与地方特色的老年文化、有领先优势与辐射效应的模范社区。在城市化进程逐步加快的今天，加强城市社区老年文化建设，有利于构建中国特色社会主义的城市文化格局。

早在 2002 年的第二次世界老龄大会上，老年人"精神贫困""文化救济"等话题就已经受到世界各国的关注。文化创意为养老健康产业提供灵感与创意，不仅满足城市居民尤其是城市老年居民的期望与实际需求，也能营造和谐社会的氛围，促进社会各年龄层群体的融合。文化创意为实现老年人主动再社会化提供了重要条件。再社会化是由于原来的社会化失败或基本上已不适用而重新学习社会的价值和行为规范的过程。在新形势下，老一辈人的生活方式、价值观念和思维方式与现代社会之间产生了巨大隔阂，通过老年大学、文化讲坛、学习培训等文化方式，老年人可以重新树立符合时代需求的价值理念，形成全新的思维方式，部分老年人在掌握一些专业知识之后还可以承担一些社区管理工作或志愿工作，对城市发展的贡献也更大。①

以社区为桥梁，政府、市场、社会及个人应共同努力，建设文化创意型的城市老龄宜居社区。其中，政府是城市社区老年文化建设的规划师，负责盘活城市社区文化资源，牵头搭建城市社区老年文化服务体系，并出台相应配套政策；企

---

① 吴文强，冯杰. 基于文化创意视角的城市社区老年文化建设问题研究：以福建省为例［J］. 老龄科学研究，2015，3（10）：52-59.

业等社会资本通过发展具有地方特色的老年文化产业、实施老年再教育，推动老年人文化生产与消费，支撑起老年文化事业的发展；社会成员可以积极投身社区老年文化服务队伍，为社区老年文化活动提供经济资源，尤其是其中的老年人，更是可以继续发挥余热，利用社区老年人才中心等机构的相关培训活动获得管理技能，积极参与基层老年协会的文化活动，增加文化创造，为城市社区老年健康文化建设做出贡献。

优秀的社区老年文化源于社会各界尊老、爱老的集体意识和行动，通过打造城市社区老年人的"文化家园"，文化创意将为老年健康文化建设增添更多活力。

第三节　以高度的文化自信和丰富的文化创意创造健康品牌

《"健康中国2030"规划纲要》中7次提到"文化"一词，而且都位于关键章节非常靠前的位置。可以说，中央在健康中国建设中将健康文化摆在了十分重要的位置。党的十九大报告强调："文化自信是一个国家、一个民族发展中更基本、更深沉、更持久的力量。"

在对外开放的进程中，扩大对外文化交流，通过文化创新有效转化文化资源，积极发展文化产业，输出我们的文化产品，都是文化自信的表现。对于健康文化的建设，同样如此。

中国文化博大精深，我们要对民族文化、传统文化有信心，要有创新地继承，在继承中发展。我们不能妄自菲薄、自我贬低，甚至用历史虚无主义否定民族文化和革命文化，世界文化正是由各具特色、丰富多彩的民族文化融合而成的。各民族文化的精华没有先进优劣之分，都是值得他国学习的对象。民族文化的原生态保护是文化创新的明智之举。在当今全球化时代，原生态的民族文化是构建文化特色、强化人民共识、坚定文化自信、凝聚正能量的厚重积淀和强大动力。

一、以高度文化自信推动中医药发展

百余年前，西医传入中国，中西医科学之争、中医存废之争一直延续至今。在坚定中华文化自信的基础上，我们要有坚定的科学自信，明确中医的独特价值，破除对西医的迷信，从认识论上厘清中国与西方、中医与西医的差异，处理好中医与西医的关系，用开放包容的心态促进传统医学和现代医学更好融合，坚持中西医互学互鉴，携手造福人类。中医药是中华文化在生命科学领域结出的瑰丽果实，中医药的发展和突破必将对中华文化和世界文明的未来发展产生巨大的积极作用。

1. 中医药学在中国传统文化中占有重要地位

习近平总书记指出，中医药学是"祖先留给我们的宝贵财富"，是"中华民族的瑰宝"，是"打开中华文明宝库的钥匙"，"凝聚着深邃的哲学智慧和中华民族几千年的健康养生理念及其实践经验"。这些重要论述，凸显了中医药学在中华优秀传统文化中不可替代的重要地位。博大精深的中医药文化是中华民族优秀传统文化的重要组成部分，秉承"天人合一""中庸中和""道法自然"等核心价值理念。

中医药学在理论层面强调"天人合一""阴阳五行"，体现了中华文化道法自然、和合致中的哲学智慧；提倡"三因制宜""辨证论治"，体现了中华民族因时而变、立象尽意的特有思维方式；倡导"大医精诚""仁心仁术"，体现了中华民族生命至重、厚德载物的人文精神。中医药学在实践层面强调养生"治未病"，并在长期发展中积累了丰富的养生理念和方法，形成了独具特色的健康养生文化，深深融入中国人的日常生活。比如，强调人与自然、社会和谐相处，认为"人与天地相参也，与日月相应也"；强调生活方式与健康密切相关，讲究"食饮有节，起居有常，不妄作劳"；强调养德养生，"仁者寿"，"善养生者，当以德行为主，而以调养为佐"；强调"身心合一"，注重养形、养气、养神的统一等。

2. 中医药学是不断丰富发展的医学科学

习近平总书记指出，中医药学是"中国古代科学的瑰宝"，"深入研究和科学总结中医药学对丰富世界医学事业、推进生命科学研究具有积极意义"。这些重要论述，不仅充分肯定中医药学是我国独有且富有价值的医学科学，更深刻指出了中医药学具有深厚的理论沉淀和实践积累，对人类文明的丰富和发展具有重要意义。

英国学者李约瑟（Joseph Terence Montgomery Needham）在《中国科学技术史》一书中提出：尽管中国古代对人类科技发展做出了重要贡献，但为什么科学和工业革命没有在近代的中国发生？事实上，科学并非只有一种表现形式，中国的科学并不等同于西方的科学，西方科学采用的方法也不是获取科学知识的唯一方法，不能把西方科学当作衡量科学的唯一标准。中国有自己的科学传统，中医药就是中国传统科学最具代表性的门类之一。与其他中国本土科学一样，中医药学在发展过程中逐步融汇道、气、阴阳、五行等中国哲学思想，逐渐构建了阴阳五行、五运六气、藏象经络、气血津液、辨证论治、性味归经等一套完整的理论体系，实现了独具特色的医学与哲学、自然科学与人文科学的融合和统一，在几千年实践中形成了全球范围内独树一帜、疗效确切、覆盖人生命全周期的医学科学。

中医药学作为中华民族原创的医学科学，注重时间演进、整体认知，从宏观、系统的角度揭示人的健康和疾病的发生发展规律，深刻体现了中华民族的世界观、价值观和认识论，成为人们治病祛疾、强身健体、延年益寿的重要手段。历史上，中华民族屡遭天灾、战乱和瘟疫，却能一次次转危为安，人口不断增加、文明得以传承，中医药功不可没。当前，对于人类健康面临的诸多问题和困境，中医药越来越显示出独特价值和先进性。比如，中医突出"治未病"，注重"未病先防、既病防变、瘥后防复"，体现了"预防为主"的思想；对一些严重威胁人类健康的重大疾病如肿瘤、艾滋病等，中医药或中西医结合治疗往往能取得较好效果；中医使用方法简便，不依赖各种复杂的仪器设备，能更好地解决基层群众的医疗问题；中医将药物疗法和非药物疗法相结合，成本相对低廉，更能有效节约卫生资源等。

3. 中医药学发展的主要任务

习近平总书记指出，当前，中医药振兴发展迎来天时、地利、人和的大好时机，希望广大中医药工作者增强民族自信，勇攀医学高峰，深入发掘中医药宝库中的精华，充分发挥中医药的独特优势，推进中医药现代化，推动中医药走向世界，切实把中医药这一祖先留给我们的宝贵财富继承好、发展好、利用好，在建设健康中国、实现中国梦的伟大征程中谱写新的篇章。围绕我国乃至全球面临的重大卫生和健康问题，加强科研联合攻关，形成一批原创性、引领性、前沿性的重大科技成果，打造新的特色优势。建立健全中医药服务体系，拓宽中医药健康服务领域，提升中医药防病、治病能力和服务质量，努力发挥中医药在治未病中的主导作用、在重大疾病治疗中的协同作用、疾病康复中的核心作用，满足人们生命全周期、健康全过程的中医药需求，并与西医药相互补充、协调发展，构建中国特色卫生与健康服务体系。推动中医药健康养生文化顺应时代变化和社会需求，注重生活方式养成，广泛传播中医药文化知识，使记载在古籍、融入生活、应用于临床的中医药健康养生智慧、健康理念和知识方法生动起来、推广开来，增进人民群众健康福祉，助力传承发展中华优秀传统文化。推动中医药健康服务优化升级，推进中医药与养老、旅游、文化、扶贫深度融合发展，有效开发中医药资源，产生一批适应市场与健康需求的新产品、新业态，开发一批有中医特色的诊疗仪器和设备，创造新供给、引领新需求、释放新动能。发掘贫困地区的中医药资源，结合当地实际，实施中药材产业化、中医药健康旅游等精准扶贫举措。①

二、以文化内涵和核心价值观作为健康产业更高的文化追求

从供给侧结构性改革出发，坚持经济效益与社会效益并重，满足人民群众的健康需求。按照建设先进文化的要求，参考群众的需要，精心设计健康文化产品，深入构建健康有序的市场。把健康作为基本民生，把社会效益放在首位，不断增强人民群众在健康生活上的获得感、满足感和认同感，这是健产康业应有的文化追求。

人民身体健康是全面建成小康社会的重要内涵，是每一个人成长和实现幸福生活的重要基础。"共建共享、全民健康"，是建设健康中国的战略主题，核心是以人民健康为中心。健康产业和文化创意的结合，从根本上是实现这个行业在文化追求、文化内涵和价值观上的提升。满足人民群众生活需求才是行业和产业创新发展的源泉和动力。只有关注现实生活中的民生问题，反映人民群众的心声、满足人民群众的需求，人民群众才会真正接受、认同这种行业和产业的发展方向，认同其中体现的价值观。要坚持全民健康是建设健康中国的根本目的。立足全人群和全生命周期两个着力点，提供公平可及、系统连续的健康服务，实现更高水平的全民健康。要惠及全人群，不断完善制度、扩展服务、提高质量，使全体人民享有所需要的、有质量的、可负担的预防、治疗、康复、健康促进等健康服务，形成全程健康服务和健康保障、全面维护人民健康的健康产业发展格局。

---

① 王国强.以高度文化自信推动中医药振兴发展［N］.人民日报,2017-02-24（007）.

我们还要谋求健康产业和健康文化发展的全球性战略眼光，使中华健康产业和健康文化的辐射力不断扩大、核心竞争力不断提升，展示中华文化的特质，自信于自己民族的传统、价值与创造能力。借助"互联网+""一带一路"，主动融入国际健康产业和健康文化市场，研究国外民众的接受习惯，展现中华优秀传统文化和科学健康主张，通过具有中国特色的健康产品、健康服务、健康文化展现出中国风格、中国气派。

主要参考文献

［1］陈竺."健康中国 2020 战略"研究报告［J］.山东卫生，2010（8）：4–5.

［2］崔为平.转变健康观念与开拓卫生服务市场［J］.湖北社会科学，2001（3）：34–36.

［3］崔晓燕.弘扬道家文化　发展康养旅游：青城山镇旅游产业调查报告［J］.旅游纵览（下半月），2016（4）：144–145.

［4］傅凡.知识产权保护是文化创意产业健康发展的关键［J］.北京观察，2013（12）：25.

［5］高祥福，张烁，陈岩明.整合功能架构　契合健康服务新常态：大健康时代下中医的现状与前景［J］.中医药管理杂志，2016，24（15）：16–18.

［6］郭德君.中国健康产业国际化的思考：以中华养生文化及中医药产业国际化为分析视角［J］.社会科学，2016（8）：43–50.

［7］郭清."健康中国 2030"规划纲要的实施路径［J］.健康研究，2016（6）：601–604.

［8］胡大一.开启实现健康中国梦的新长征［J］.中华心血管病杂志，2017，45（1）：1–2.

［9］黄惠勇.谈大健康产业创新发展模式［J］.湖南中医杂志，2017，33（3）：1–4.

［10］黄建波，毛盈颖，张文恺.健康大产业背景下健康服务业中医药人才培养探讨［J］.中医药管理杂志，2017，25（11）：12–14.

[11] 兰青山.中药大健康产业发展任重道远 [J].中国现代中药,2014,(9):771-775.

[12] 雷顺群.大健康的核心思想和中心内容 [J].中医杂志,2017,58(2):91-95.

[13] 李良松.论中医与藏医在文化要素上的交集 [J].世界中西医结合杂志,2016(1):1-5.

[14] 李文彦.关于中医药文化产品设计的构想 [J].中医药文化,2010,5(2):48-49.

[15] 梁浩材,陈少贤.社会因素与健康 [J].中国社会医学杂志,2007,24(2):73-75.

[16] 刘铁钢,崔延武,谭思洁.天津滨海新区运动健康产业需求与发展 [J].成都体育学院学报,2011,37(4):31-34.

[17] 罗力.特大型城市发展高端健康服务业的政策分析 [J].中国卫生政策研究,2009,2(11):47-50.

[18] 孟令涛,于海燕,张永利,等.论中医药文化的创意价值与创意产业传播 [J].医学与社会,2014,27(8):62-64.

[19] 宋新超,郭栋.“互联网 +”在中医药健康服务中的作用初探 [J].中医药导报,2017,23(4):47-49.

[20] 索朗加布.藏医药发展的思考 [J].中医药管理杂志,2017,25(8):130-132.

[21] 陶呈义.浅谈现阶段对我国健康管理服务产业的投资与建设 [J].中国卫生产业,2006(7):93-94.

[22] 王国强.以高度文化自信推动中医药振兴发展 [N].人民日报,2017-02-24(007).

[23] 王秀峰,张毓辉.论发展健康服务业与深化医药卫生体制改革的关系 [J].中国卫生经济,2014,33(6):5-7.

[24] 王亚峰,吴世政.藏医药学与现代医学融合发展新思维之浅见 [J].高原医学杂志,2016(2):60-61.

［25］王章.藏医药医技医术传承发扬研究［J］.中国继续医学教育，2016，8（17）：211–212.

［26］夏红民.以改革创新精神推进现代服务业发展：甘肃推进文化、旅游、体育、健康产业融合发展初探［J］.甘肃行政学院学报，2017（2）：92–98.

［27］肖月，赵琨，薛明，等."健康中国2030"综合目标及指标体系研究［J］.卫生经济研究，2017（4）：3–7.

［28］熊天威，单玉涛，吴玲.健康服务业文化建设分析及路径建议［J］.医学与社会，2015，28（4）：12–13.

［29］许志程，张健.中药大健康产业创新系统研究［J］.山西医药杂志，2017，46（2）：214–216.

［30］杨星，龙茜，龙琛.大健康背景下我国健康管理产业发展策略分析［J］.中国卫生经济，2017，36（5）：8–10.

［31］应验.中国健康产业国际合作路径研究与建议［J］.卫生软科学，2017，31（7）：11–13.

［32］张雪燕.健康管理产业发展现状和方向的分析［J］.检验医学与临床，2009，6（24）：2163–2164.

［33］张超中，贾谦.关于创建中医药文化科技园区的构想［J］.中国中医药信息杂志，2009，16（1）：7–9.

［34］张向阳，罗涛.中国智慧医疗健康发展报告［M］.北京：北京邮电大学出版社，2016.

［35］张永光，王晓锋."健康中国2030"规划纲要的几个理念转变［J］.卫生软科学，2017，31（2）：3–5.

［36］赵丽丽，董昕瑜.推进我国文化产业健康发展的路径选择［J］.白城师范学院学报，2017，31（7）：83–86.

［37］郑英，张璐，代涛.我国健康服务业发展现状研究［J］.中国卫生政策研究，2016，9（3）：6–10.

［38］周戈耀，田海玉，陈文佼，等.基于大健康的医药产业发展能力评价指标体系构建初探［J］.贵州医科大学学报，2017，42（6）：666–673.

［39］周士枋.为实现"健康中国2030"规划纲要的伟大目标而共同努力［J］.中国康复医学杂志，2017，32（1）：3.

［40］周燕.析心理健康标准研究中存在的问题：兼评中西方心理健康观［J］.教育研究与实验，1996（4）：48-52.

后记

　　"'文化创意＋'传统产业融合发展系列丛书"是根据国务院《关于推进文化创意和设计服务与相关产业融合发展的若干意见》中提出的推进文化创意和设计服务等新型、高端服务业发展，促进与实体经济深度融合等精神要求而产生的重大课题。简言之，文化及相关产业是指为社会公众提供文化产品和文化相关产品的生产活动的集合。将"文化创意＋"健康产业融合发展，可以说是当今形势下应运而生的一种新兴业态，它将文化创意植入健康产业，实现相互融合渗透，促进了文明生活和文化提升；运用科技手段实现管理和服务健康，满足了现代人对多元化健康生活的需求，促进了精神文明和物质文明的和谐发展，应该说是实现中国梦提出的健康中国目标的有效途径。该书的编辑出版正是对"文化创意＋"健康产业融合发展这种蓬勃发展新业态的一种初步的分析探讨和研究，对于贯彻落实健康中国的国家战略来说，非常具有意义。

　　自人类文明出现伊始，就有对健康的需求。当人们对健康的理解和认识已不拘泥于"无病就是健康"的时候，文化就已经悄然渗透其中了。当需要大力发展健康产业的时候，文化创意的有力支撑从某种意义上讲应该是不可或缺的。从总体上看，文化创意与健康产业融合首先是基于先进的健康观念和健康文化的形成和发展，这是健康产业发展的基础，而文化创意的介入对推动健康产业文化含量的提升至为关键。从产业发展上看，文化创意所引领的技术创新、业态创新、内容创新、模式创新和管理创新，以及依托丰厚文化资源，丰富创意和设计内涵，促进创意和设计产品服务的生产、交易和成果转化等，对于实现健康产业核心竞争力极为重要。同时，在具体内容上，实现科学的健康管理，健康科学知识的普及，促进人的精神心理健康与身体生理健康相协调等，文化创意都将体现出独有的优势。这些都意味着文化创意和健康产业融合的巨大空间和无限可能。

近些年，"文化创意 +"健康产业融合发展在我国不断兴起，但系统检索国内各大文献数据库、随机登录互联网搜索，虽然关于文化产业、健康产业的信息资料扑面而来，但文化产业、健康产业特别是这两方面融合的理论研究却刚刚开始，检索到的文献资料也表明，国内这方面研究成果远不够成熟和丰硕。本书的编辑出版旨在抛砖引玉，吸引更多的专家学者、相关产业的从业人员参与探讨和研究，推动文化创意与健康产业进一步融合发展。

我们在动笔撰写之前，查阅了国内各大文献数据库相关文献及互联网上散在的大量有关文献资料，结果发现：理论较为成熟的相关文献不多，密切相关的文献不多，密切相关的专著也没有查到，这些都为本书的撰写带来了一定的困难。在撰写过程中，对有的观点提出和论证还不够充分，难免会出现一些瑕疵和问题。还有的章节引用所查到的密切相关文献的观点，借助原文献作者的真知灼见丰富和充实了本书的内容。还需要说明的是，本书对于所引用的参考文献按照著书要求，采取引用当页作脚注、全书最后集中列出部分主要参考文献的方式标注，但对于有些在互联网上所查到零零散散的文献或其他一些资料，由于种种原因未能一一标注，在此敬请谅解。

这本书能够如期出版，还要非常感谢空军特色医学中心（原空军总医院）信息科原主任陈玲女士在繁忙的工作之余，挤出时间，帮助深度审阅了书稿，提出许多合理性的建议并进行了修改。本书著者之一王新宴主任的研究生张琦同学在书稿前期做了许多的文献检索及部分整理工作，在此一并表示衷心的感谢。

借此机会，谨代表全体著者，真诚地向在撰写本书过程中其文献资料、相关书籍观点内容被参考或被引用的作者们表示衷心的感谢！真诚地向为撰写此书付出辛劳汗水、提供无私帮助的专家学者、业内人员及编辑人员表示衷心的感谢！由于著者知识水平和研究水平有限，恳请广大读者和各位专家学者批评、指正。

　　本书修改完稿时正值 2019 年春节之前，祖国大地到处洋溢着节日的气氛，春天的脚步已经悄然临近。这或许预示着"文化创意 +"健康产业融合发展，必将生机勃发、前景广阔。

　　我们拭目以待。

张向阳

2019 年 2 月